老人の死と品格

武田　専

序章──生老病死は人の宿命《さだめ》

老人の品格といわれると、私は翁《おきな》と媼《おうな》の一対の人形を想い浮かべる。そこには古道教でいう無為自然の神仙の境地と思われる枯淡の味わいが漂っている。

とはいえ、生きものとしてのヒトは、長生きしたところで、せいぜい一二〇歳にすぎない。中央アフリカから地球上に拡散していった人類は、幾つかのルートを辿って各地に辿りつき、その地の環境に適応して体型も、皮膚の色までも変容していったといわれる。日本の祖先とされる縄文人は、今から一万六〇〇〇から一万八〇〇〇年前ぐらいに姿を現わしたという。人の一生などというものは、海面に浮かぶ一瞬の泡沫にすぎない。私たちの住む地球という惑星の時の流れに振り廻されてきたといえよう。

品格についていえば、相撲《すもう》の力士は大関になると貫禄がついたといわれ、横綱になると品格が要請される。だが、引退してしまえば親方として一からの再出発となり、横綱という地位もひと時の光彩にすぎない。

生き過ぎて　七十五年の食いつぶし

限り知らぬ　天地《あめつち》の恩

これは、大田南畝《おおたなんぽ》（蜀山人）の亡くなった年の作である。これから六日間、寝っ放しで一度も目覚めることなく、冥土に旅立ったといわれる。そうなると、死に際の品格などといってはいられない。私もそんな死に方をしたいものである。

南畝という人は、徳川時代の中期、若い頃に旗本《はたもと》として玉川治水などで活躍したが、松平定信が老中筆頭となるや、寛政の改革を実行に移した。厳しい倹約の励行、奢侈《しゃし》の禁止の政策に反発し、後半生は狂歌師、戯作者として文化・文政の頃に活躍した人であった。

ついにくる　道とはかねて　聞きしかど
昨日、今日とは　思わざりしを

これは平安中期の貴族、在原業平《ありはらなりひら》が栄達を目前にして世を去った辞世の作である。

正月や　冥土の旅の　一里塚
めでたくもあり　めでたくもなし

誰の歌かは忘れたが、こうした感慨は誰しもが感じるところであろう。私はいつの間にか八八歳になったので、ＰＥＴ・ＣＴという画像診断をやってみた。その結果、今のところ癌の所見はなく、加齢相応の脳の萎縮ということで、正常なボケ。ひとまずは安心した次第である。

今から四、五年前、東急線から南武線に乗り換えるべく武蔵小杉のホームに降り立つと、《もし、まことに恐縮で申し上げかねますが、車中で熱心に本を読んでおられましたが、社会の窓が全開です》と年配の上品な婦人から声をかけられた。《あっ、これは失礼。注意していただいて有難うございました》と苦笑しながら礼を言った。時間がないと気がせいていたので、家を出る前にトイレに入って締め忘れたらしい。こんなことはたまにある。病院のエレベーターの中でも患者さんから声をかけられる。歳はとりたくないものである。

最近、中央アジアのマウィーという国の国営放送テレビのスタッフがやってきて、日本文化探訪を撮影したのをテレビで見た。彼らの驚いたのは、魚を刺し身にして生で食べることだけでなく、ガラス工場の職人たちが、上司からの指示をそのつど受けることなく、めいめい勝手にガラス細工に集中している光景であった。日本は品質のいいクルマを作る国だということは知っていたが、いちいち上司の指示を待つことなく、自分たちの役割を自覚して業《わざ》を磨きあげるべく、集中して仕事に熱中しているのに感銘を受けたようであった。

だが、職人気質《かたぎ》といわれるこの性向は、年をとるとともに、おのれの意向を枉《ま》げず、他人の意見に聞く耳を持たぬ頑固さとなって、周囲から煙たがれることにもなりかねない。こと仕事に関しては頑固でも、それ以外のことについては慎《つつ》ましく、温和な好人物となる人もいないではないが、そのような人は少ないようである。

《亭主の好きな赤烏帽子》という言葉がある。一般の人たちは黒い烏帽子をしているのに、自分だけがそれに固執している。昔だったら女房もしようがないと観念して、子供たちにも《うちの父《とお》ちゃんはああなんだから》と言い含めて平然としていたが、今時の女性はそうはいかぬ。そうなると当の本人は周囲から孤立し、老いの寂しさを感じてますます頑固になる。

生老病死は有限の生命《いのち》を生きる人間の宿命《さだめ》である。昔の人は自分の家で、産婆さんに取り上げられて産声《うぶごえ》を上げ、死を迎えるのも自分の家であった。だが、現代では病院で医療機器に取り囲まれて生まれ、病院で死んでゆくのが一般的になっている。昔は病気の子に先立たれることが多く、常にあの世と隣り合わせに生きていた。だが現代、少子高齢化社会を迎かえ、人びとは死と直面することを避けてきたきらいがある。

人の死ぬ原因として癌や高血圧、糖尿病などで、肺炎を併発して死ぬことが多いようである。そこには心身相関が働いている。胃、十二指腸潰瘍《かいよう》はストレス病といわれ、心身症の代表的なものである。心身症とは狭義では、「こころ」の葛藤が原因で身体病となっているものを指すが、広義では、「こころ」の動揺によって身体の症状が増悪するものまで含まれる。

日常生活でもしばしば経験するが、私たちは恥ずかしいと顔が赤くなり、不安になると蒼白になる。血液の流れが急激に変化して、激しく頬にのぼったり、消えてしまうためである。また、驚愕《きょうがく》により瞬《またた》く間に上昇して、緊張が続くと血圧が上がることも知られている。

心身症には、胃・十二指腸潰瘍のほかに、気管支喘息、バセドー氏病、過敏性大腸炎、高血圧、無月経、蕁麻疹、関節リウマチなどである。漆《うるし》かぶれを起こす高校生一〇名余り集めて催眠をかけ、栗の葉に触れさせて漆の葉だと暗示をかけたところ、漆かぶれが生じたという九州大学心療内科の報告がある。蕁麻疹はアレルギー反応であるが、二度目からはその時と同じような心理的な葛藤状況が起こると、全身に発疹が生ずる。

いつも時間に追われて動きまわり、他人がグズグズしているのを見ると肚《はら》を立てるような、いわゆる《アクセク人間》といわれる性格傾向の人は、心臓病になりやすいといわれている。すべてにゆとりがなく、日常生活でもささやかな喜びを味わうこともなく、話はいつも仕事のことばかり。生き方そのものよりも仕事の成果ばかりと気にしているため、自分からストレスをためこんでゆく。心臓病だけでなく、偏頭痛、高血圧、筋痛症などを起こしやすい。働き蜂人間ともいわれる。

現在から一七〇年ほど前のことである。怪我のために胃の内壁から体表の皮膚にまでつながる瘻管《ろうかん》ができたカナダ人の猟師を観察した記録がある。恐怖や怒りの感情が起こると、胃の内壁は赤く乾き、続いて蒼《あお》く湿潤《しつじゅん》するという変化が反復され、胃液の分泌も次第に少なくなって、胃壁の正常な光沢も消失、胃潰瘍になったと報告されている。

病気とは「病《やまい》」の下に「気」と書くが、いわゆるノイローゼは気病といわれる。気が主体である。気とは生命エネルギーであり、気力がなくなれば、病《や》いを克服することはできない。人は単に生活のために働くのではなく、働くことのなかに喜びを見出すことで、初めて生きる支えになる。

秦の始皇帝は不老長寿を求めて徐福を蓬莱山に送って、不老長寿の薬を求めさせたという。蓬莱山は台湾の玉山（日本統治時代には新高山と呼ばれた。富士山より高い山が新たに加わったため）。徐福は天孫瓊瓊杵尊《ににぎのみこと》という説もある。

テレビで放映された鮭の産卵を見るたびに気が重くなる。卵を産んだあとの姿は惨憺《さんたん》たるものである。雄も雌も体がボロボロ、顎のあたりはひどく変容し、尾鰭《おひれ》もひどく変色して息もたえだえ。川床に屍体を横たえて死を待つ光景は悲しくも哀れとも言いようがない。これが生きるものの宿命《さだめ》と思うと気がつまる。

人間は子供を産んだところで、格別の異常が起こらぬかぎり死にはせぬ。とはいえ、歳をとると脳も萎縮してやがて死を迎える。

一——人の一生は分からぬものである

人生八〇歳が平均寿命となったといわれる現在、八〇など昔なら七〇歳にも達しない。早熟で生まれてくるので六、七歳ぐらいに相当するであろう。映像が発達してきた現代では、母親の胎内にいる胎児の動きが見てとれる。母親がやさしく胎児に声をかけると、実際に子宮の壁まで寄ってくる実験映像を見たことがある。やさしいメロディをかけても、母親の声と同じように音のほうに寄ってくる。

私たちの時代には、生まれてくる乳児は、指を堅く握りしめていたが、現代では掌《てのひら》を開いて生まれてくる。すでに胎内で成熟していることを意味する。

人の一生などというものは分からぬものである。九七歳の半ばで亡くなった私の父は、一九〇〇年生まれであった。九三歳までは、小なりとはいえ、自らの経営する会社の現役の社長として、毎朝八時には出勤していた。一人っ子の私は、六九歳の時に呼び出され、跡《あと》をやれと社長見習いをさせられ、七〇歳から八〇歳まで社長をやらされた。病院経営と二足の草鞋《わらじ》である。だが、旧来の閉鎖的な精神病院の在り方に反発して、いわゆる開放的な都市型の精神分析的な病院を運営したいと念願していた私は、社長就任の条件として、①週二日は病院に出勤、②深夜まで勉強しているので朝は一〇時半に出勤という条件を認めさせた。

北信州の父の生家は浄土真宗の檀家でありながら、春・秋には家屋敷の外に建てた小さな祠《ほこら》の祭りを催し、餅を搗《つ》いて村落の子供たちを喜ばせていた。

私は自然科学的に人間の心理構造を追求する、フロイトの創始した精神分析学派に所属しながら、日本古来の神仏習合との境界に立たされたようなものである。私の学位論文である「境界線症例」が、西欧近代の精神医学と力動的精神医学との折衷《せっちゅう》であったのも、いわば因《いん》縁《ねん》であったといえるであろう。

最澄の粘りと探究心

哺乳動物と同類のヒトという生きものは、たまたま地上に降りて二本足で直立して暮らせるようになって、手が自由に使えるようになった。その結果、脳は類人猿のチンパンジーの三倍に膨《ふく》れあがったといわれる。交信手段としての音声は、単なる記号の域を脱して言語を生み出し、文字を出現させた。幼児万能感や共同幻想もその結果の産物である。

大乗仏教は六世紀の中頃、朝鮮半島から渡来し、後には中国からも渡来している。インドから中国に伝来してきた大乗仏教は、儒教や道教の用語を用いて漢訳された。中国において変容した仏教であった。仏教経典の中には、王が仏法に従って善《よ》い政治を行なってこそ、人びとに平安をもたらすという正法治国の思想があるが、仏教が現世的な志向の強い中国に伝わって変容したのではないかと推測される。

奈良時代、東大寺の理念となったのは整然として統一ある宇宙の秩序を表現した華厳経で、統一国家のシンボルとして利用された。三論・律・法相・成実・倶舎・華厳の六宗を南都六宗と称するが、もともと幾つかの経典の研究に専念する集団にすぎず、他宗兼学の僧も多かったという。それがまがりなりにも宗派の態をなしたのは、奈良時代中期以降といわれる。

京都に都が遷《うつ》った平安時代の初期、新しい時代の要請に応じてもたらされたのが、天台宗と真言宗であった。篤実《とくじつ》で学匠的な最澄と、天才的な空海の二人の僧が、日本仏教に新しい息吹をもたらした。

法華経こそが仏法の基本であり、中国の天台教学こそ求めるものと思い定めた最澄は、国費留学生として唐に渡ると天台山へ直行し、天台宗の資料を収集している。しかし、船の便を待つ間に大日経系の密教をも受法してきた。帰朝後、比叡山の堂宇《どうう》を経て、後に延暦寺と称した。

最澄の開いた天台宗は、大乗仏教の思想を網羅《もうら》する意図のもとに、天台止観・律・禅・密教の教学を併せ兼ねる立場をとっている。天台宗の基本は法華経であり、他の経典はその方便にすぎぬとされた。基本となる理念は、一人の人間は仏性を具《そな》え持つとされる本覚思想である。だが、仏教経典を幅広く収集してはきたものの、おのれの持ち帰った経典の中に、金剛頂経系の密教の経典が欠けていることを率直に認めている。

南都六宗からの大乗戒壇を企て、大乗戒を開こうと「山家学生式」を制定した最澄は、既存の権威である南都の僧団と対立することとなった。大乗戒壇設立の申請は猛烈な反対に曝《さら》され、死後ようやく認められている。

最澄が死去すると、円珍をはじめとする門下の僧たちは密教的な色彩を強めたため、円仁はこれに反対したものの、天台一門は密教的な祈祷《きとう》色を強めていった。このため、平安時代の末には、この傾向に飽き足らぬ一門の僧たちにより、新しい宗教活動が起こっている。

この点からも、天台教学の本山、延暦寺の後世に及ぼした影響は大きいといえる。念仏門の法然や親鸞、自力門の栄西や道元といった鎌倉新仏教の祖師たちは、いずれも延暦寺に学び、天台教学の中から自らの信ずるところを選択している。

最澄の家族は後漢の末裔《まつえい》と称し、学問的な雰囲気を持っていたといわれる。若くして官僧となった最澄は、奈良仏教に飽き足らず、官寺を去って山林で修行している。謙虚な人柄であったようであるが、ひとたび思い定めるとあくまでもそれを追求する粘り強さを持ち、論理的整合性を求める理想主義者であったようである。堅実な性格で、自らが持ち帰った天台宗の体系に自信を持ちながら、金剛頂系の密教経典が欠落していると知り、帰国後、空海にその貸与を懇願している。物事が完璧でないと気のすまぬ几帳面さと、執拗《しつよう》性を併《あわ》せ持っていたようである。

空海の混沌（カオス）と世界観

私費留学生として最澄とともに渡唐した空海は、最澄より七歳年少であったが、すでに大日経の存在を知っており、疑問の解決を求めて渡唐を決意したといわれる。しばらくの間、唐の都、長安に滞在していたが、やがて恵果の門を叩き、大日経系と金剛頂経系の両部をことごとく伝授され、両部密教の継承者として帰国している。

帰国後には高野山に金剛峰寺を建立《こんりゅう》し、京都の東寺（教王護国寺）に真言道場を開き、真言密教の宣布につとめた。涅槃《ねはん》のシンボルは大日経系では胎蔵界のマンダラであり、金剛頂系経では金剛界マンダラである。

金剛頂系経の諸経典の貸与を請《こ》う最澄の熱意に、空海もはじめのうちは協力を惜しまなかったが、筆写専一、文字の上で理解しようとする最澄の態度に、やがてこれ以上は協力できないと拒否している。

密教の本尊である大日如来は、宇宙の摂理の人格化であり、歴史上の人物である仏陀が、人びとの機根の深浅に応じて説いた教えが顕教であり、仏自らが体証した境地を開示するのが真言密教であり、身をもっての修行により師から弟子へと承継されねばならぬと空海は考えていた。

大日経では菩提心を因となし、大悲を根本とし、方便を究竟《きゅうきょう》となすと説かれている。厳しい修行をおのれに課しながら、真理に到達しようとする意志を持ち、透徹した正覚の世界を目指すのが金剛頂経である。比叡の山での修行が先行している。後は知的理解だけで充分とする最澄の態度に飽き足らなかったであろう。

一方、空海は内奥の真理を悟得しようとする意志とともに、社会的な活動にも情熱を注《そそ》いでいる。身分上、大学や国学に入れぬ人たちに学校を開き、貴族の子弟に限らず一般に門戸を開いて、儒教・道教を仏教の経典とともに講じさせている。しかも、その活動は社会的にも多岐にわたっていて、河川の灌漑《かんがい》や漢方薬の導入などに努《つと》めている。

お大師さまといえば、昔から弘法大師空海を指すくらい一般大衆から親しまれてきた。伝教大師といっても最澄のことだと知る人は少ないであろう。空海その人が今なお存在し、人びとの救済に努めているという入定《にゅうじょう》信仰の存在は、密教の中に正覚を得た人は永遠に生命を保つという思想が流れているためである。

後期大乗仏教以降、修行者が真理を追究する上求《じょうぐ》菩提と、現実の社会に働きかける下化衆生、つまり智慧と方便との双方を兼ねることが強調された。無明《むみょう》を無明と知るだけでも、衆生一般には困難である。ましてや、厳しい修行を自らに課し、内奥の法界を目指すことなどは、一般衆生には不可能である。そこまで期待するのは無理というものである。

死への恐怖は身体的な苦痛によるだけではなく、親しい者との別離、あるいは地位や名誉や財産への執着から生ずる喪失への恐怖でもある。

中国儒教の孔子も《いまだ生を知らず、いずくんぞ死をしらんや》と述べ、生を重んじ、いたずらに死後の世界を云々《うんぬん》することを戒めている。

死期を予知した空海は、弟子たちのすすめを斥《しりぞ》け、断食修行のうちに入滅していった。

生まれ　生まれ　生まれ

生まれて生の始めに暗く
死に　死に　死に
死んで死の終わりに昏《くら》し

とは空海の言葉である。この言葉には、地上といわれる仏教的無常観の表現を超えた、混沌（カオス）の深淵を覗き見るような強烈さがある。

二——大手を振って寄席通い

阿呆と大阿呆、馬鹿と大馬鹿

フランスの画家、ルオーは友人の手紙に《私たちは程度の差こそあれ、みな道化師なのだ》と書き送っている。関西で言う《阿呆かいな》はどこか間が抜けていると言っているし、関東で言う《この馬鹿！》は笊《ざる》に孔《あな》があいているようで手応《てごた》えないことを意味している。ともにどこか愛嬌《あいきょう》が漂っている。

だが、中阿呆、中馬鹿ということになると、半分底が抜けているのと半分孔だらけで、いわば本当の阿呆、馬鹿で使いものにならない。ところが、大阿呆、大馬鹿ということになると、反語的な意味合いも含まれ、阿呆か馬鹿か摑みどころがないという色彩を帯びてくる。

夫婦生活も長年続けばマンネリ化して鼻につく。新婚当初のような新鮮さが色褪《あ》せるのも、自然の時の流れというものである。昔気質の夫婦なら、夫がどうしようもない我儘《わがまま》者でも、縁あって夫婦になったのだからしようがないと、我慢する妻も多かった。危機をやりすごせば、お互いに空気のような存在になり、摩擦《まさつ》も少なくなる。

今は亡き古今亭志ん生に「替り目」という演《だ》し物がある。亭主から《この糞婆《くそばば》ぁ》と言われても、《糞をしない婆がどこにいますか》と泰然としていられては喧嘩にならない。志ん生はそれを演ずるたびに、自分の内儀《かみ》さんに言っているような気になると述懐している。

すっかり酔っ払って夜更けに戻ってきた亭主が、飲み直すと言ってきかない。いつもことだから、お内儀さんも負けてはいない。

「何かツマミはないか」

「何もないよ。もう少し早いと油虫がいたけど、鼻でもつまむんだね」

「じゃ、お香々でいいや」

「まだ漬けてないよ」

「じゃ、生《なま》で食うよ。あとから糠《ぬか》食って頭に石を載《の》っけるよ」

とうとう根《こん》負けした内儀さんが、屋台のおでんを買いに行くことになる。誰もいないと思って、今まで悪態をついていた亭主が独語《ひとりごと》を言う。

「おれみていな者が、どうしてこんな女を女房に持てたんかなと、時々思うことがあるよ。器量だって悪かぁないいんだから……。でもそういうことを言っちゃいけないんだからね。離縁しちまうからなんて、脅かしているけどね。おれにはお前はすぎたものだよ」

ここで、内儀さんがまだ家にいたことに気づく。

「大変だ、元帳《もとちょう》を見られちゃった」

落語デビューと浅草界隈

私の小学校一年の終わり、部下の不正の責任をかぶって辞職した父親は、仙台から東京近郊に移り住んだ。当時、メーカーの仙台販売店長であった。その頃は、昭和恐慌で、東京の街工場の倒産が相次いだ。部下は町工場を経営していた叔父から頼まれ、いっ時の融通をしたのが事の発端であった。当の本人は蒸発をしていた。父親は独立して京浜地区の販路を開拓しようと決意し、東京近郊に移り住んだ。

私が小学校四年の時、何とか商売が軌道に乗ったので東京の下町、神田に移った。この時、初めて寄席《よせ》に連れてゆかれた。当時の寄席には、古典落語を改作して、世相風俗を巧みに取り入れた柳家三語楼、独特のダミ声で笑わす三遊亭金馬。鰻屋の若い職人が、鰻をうまく摑むことができず、手指の間からニョロニョロと出てくるさまを、ものの見事に演じてみせた三升家小勝の仕草は、今も眼瞼《まぶた》の裏に残っている。しかも、大島伯鶴や一龍斉貞山の講談も聞けた。この時、初めて聞いた江戸小咄《こばなし》も面白かった。演題に入る前にちょっと語るので枕という。

浅草寺に泥棒が入り、盗んだ仏像を風呂敷に包んで担《かつ》ぎ、仁王門にさしかかった泥棒を、仁王さんが踏んづけて《臭い奴だ!》と睨みつけると、泥棒は仁王を見上げて《ニオウか》と言う。

私にとっては新鮮な驚きであった。あんまりゲラゲラ笑うので、両親とも周りの人たちに恥ずかしく赤面したという。おかげで、みっともなくて連れてゆけぬと言われ、父親から寄席だけは、月に一、二回なら一人で行ってもよいと許可された。そうなればしめたもので、母親にせびって寄席の入場料をせしめ取れる。

それがきっかけで、浅草のアチャラカ喜劇に興味を抱き、母親にせがんで連れて行ってもらえた。エノケンの「猿蟹合戦」や、落語の「文七元結《もとゆい》」「芝浜」「らくだ」などは面白かった。これがもとで、私は小学校卒業まで一二巻ぐらいあった「落語全集」「講談全集」を読破した。

「笠碁」という話も面白い。現代なら定年退職した初老期にさしかかろうとする小父さんと、出かけるのが商売の幼馴染《おさななじみ》との他愛もない喧嘩である。「待ったなし」の条件で碁を打ち始めたが、都合の悪い所に打たれて、《ちょっとどけてくれ》と声をかけると、待ったなしじゃないかと喧嘩になった。だんだん険悪になり、吐《はら》にたまっていた昔の金の貸し借りにまで話が発展し、売り言葉に買い言葉、喧嘩別れとなって竹馬の友の関係が断絶してしまう。こうなると後で寂しくなる。「碁敵《ごがたき》は憎さも憎し、なつかしし」で後《あと》の祭り。

たまたま長雨が降り続いてうんざりしてきた。向こうは出るのが商売だから身体《からだ》を持て余して耐えられまいと、道路から見える場所に碁盤を出し、現れたら呼び込もうと待ち受けている。一方は女房の気休めの慰め言葉も癪にさわり、シビレを切らして偵察にやってくる。

生憎《あいにく》傘がないので、身延山詣りに使った山笠をかぶり、何とも奇妙な格好で家を出る。

《あっ、出てきたよ。来たよ。妙な格好をして！　こっちを見ろよ、碁盤が眼に入らないのか》

《肩をつぼめ、首を振り振り、見るような見ないような、いやに気を持たせやがって……あっ、

近づいてきた》

家の中から「やい、ヘボ！」「なにい、ヘボたあなんだ！」とのやり取りの末、入ってきた。《おやぁ、雨漏りかな、盤の上に水が……》

「あっ、おまえさん、まだ笠を取らねえ」

これこそが初老期に入ろうとする心の底によどむ寂寥《せきりょう》感である。近代合理主義は、身体をも物質の集合とその組織体とみなす唯物論である。死への恐怖は、単なる肉体的な苦痛によるだけでなく、親しい者との別離、あるいは地位や名誉や財産への執着から生ずる喪失への恐怖である。だからこそ、釈迦は《死後の有無を説くのは戯論《げろん》である》と述べ、孔子も《いまだ生を知らず、いずくんぞ死を知らんや》と言い、いたずらに死後の世界を云々《うんぬん》することを戒めている。

深層無意識と臨死体験

今から二五年ほど前、私の従姉《いとこ》が心筋梗塞で瀕死の状態から意識が戻った時のことである。生まれてからのさまざまな出来事が走馬灯のように去来し、浮かんでは消えていったという。やがて、川岸に辿りつくと、その四年ほど前に亡くなった私の母が、向こう岸から必死でくるなと呼びかけ、その声で正気にかえったという。川とは三途《さんず》の川であり、渡ってしまえば冥土に入るという昔からの伝承がある。

三途の川には三つの瀬があり、生前のさまざまな所業により渡れる場所が違っているといわれる。渡れば冥界であって、閻魔《えんま》大王の前に引き据えられ、審判《さばき》を受けた上で、ある者は地獄に追放される。

平安中期の天台宗の僧、源信僧都の著《あらわ》した『往生要集』には、地獄の様態が活《い》き活きと活写されている。地獄の獄卒は眼から火を噴《ふ》き、風のごとく走り回り、悪声《あくせい》を発して怒り狂い、鉄の棒で罪人の頭を殴りつけるとある。しかも、熱板の地を走らせて火炙《ひあぶ》りにしたり、熱い燃えたぎった釜に投げ込まれ煎じて煮ると記《しる》させている。

この話は大寺から末寺に至るまで僧たちの口を介して語り継がれ、海辺から山間の地にまで広く伝えられた。しかも、寺院に掲げられた絵図となって、一般庶民とか老若男女の脳裏に焼きつけられた。地獄絵とか大道絵とか呼ばれるようになった。生きながらの地獄となる日常を見慣れた民衆は、ほとんど誰もが現実味を帯びて活写されたこの話をまともに受け、地獄の実在を疑わなかったといわれる。

関東での平将門《まさかど》の乱、四国の藤原純友の反乱は、いっ時は都にまで及ぼした。やがて源平の角逐《かくちく》の始まりである。

このような伝承は無意識の深層に沈殿して、現代においてすら出現するというのは不思議なことである。従姉はむしろ無信仰に近かった。

マルクスとともに近代合理主義の知性の代表の一人とされるフロイトの高弟ユングは、自然科学の枠から逸脱したとして破門された。フロイトのいう無意識とは、個人の生活史の中で反復抑制された無意識からなるが、さらにその深層には集合無意識があるとユングは主張している。人類発生以来の人間の存在の、その後のさまざまな分岐を包含し、夢や幻想を介して、心の働きに関与してくるものであって、不可抗力的に噴出してくるとされる。

フロイトも初めのうちは、無意識の深層を探る先兵として期待をかけていたが、自然科学の方法論的な探求からはみ出したからであった。従姉の臨死体験もまた、昔から口承《くしょう》・伝承の痕跡《こんせき》が、意識が朦朧《もうろう》とした際の、深層無意識からの噴出と考えることができるであろう。


フロイトは、心の領域にまで科学的なメスを入れようと追求したが、内面的なものを強調するユングは宗教を否定することはなかった。霊魂不滅という宗教的な理念のうちにも、エネルギー恒存《こうぞん》の法則を認め、魂の流転《るてん》という仏教の認識の中にも、恒存するエネルギー変転の可能性を見ていた。

フランスの哲学者ベルグソンは、刹那よりも連続を重視する。単なる時間にとってかわる瞬間というのであれば、現在だけしか存在しないことになり、過去が現在にまで延びてくることはないと考えた。意識を中心に据える西欧合理主義の思考からみれば、時間というものは過去から未来に向けて不可逆的に流れる。時間の持続は未来を孕《はら》み、進みながら膨張《ぼうちょう》してゆく過去の連続的な発展ということになる。早撮《はやど》り写真のように、均一的な宇宙が忽然《こつぜん》と消え失せ、再び現れるのが時間であると述べている。

幼児の性格は混沌としていて分析不可能であるが、成長するにつれ、ある時間ごとに適応するため選択し続けてゆくのが人間の生涯であると考えた。人間は成長してゆく過程で、そうなり得たはずの、あるいはそうなりかけていたものの残滓《ざんさい》を撒き散らしながら、一個の生活を送ってゆく。生命を一貫した進化の過程として捉え、放射線状に伸びてゆく時間の流れのどれを選ぶかは、その瞬間によるとしている。私も学生の頃には、そんなものかなと漠然と納得していた。

フロイトの精神分析も、あくまでも個人の人格形成とその歪《ひず》みという時間系列を重視し、神経症者の個人の生活史を遡《そ》及《きゅう》的にみてゆくことで、内在する葛藤を意識化させようとしている。それが、今ここに凝《ぎょう》集《しゅう》して症状を形成していると考えたからである。現在、この瞬間に眼の前に現れた空間世界が、忽然として生じ忽然として消え去るという仏教の教説は、過去・現在・未来にわたる時間をどう捉えているのだろうかと思われた。

三——満足死と世直しと、エノケンと

今から二〇数年も前、地域医療に貢献《こうけん》した医師の話を読み感銘を受けた。長野県のある地域の話であった。地域の住民たちの願いは《死ぬまで働き、死ぬ時は自分の家でポックリ死ぬ》ことだと知って、満足死を提唱、その結果、寝たきり老人もめっきり減り、老人医療費の削減にもつながったという。

住民たちの気持ちに張りを持たせ、地域全体が活気づき、長寿地域になったという。人の幸福《しあわせ》は、自らが《快》と感ずることを追求し行動することにある。そうなれば緊張を持続しても苦痛とはならぬ。いわゆる心的ストレスをストレスとして感じなくなる。

人個人は他者との生活関連の枠の中でしか、安定した居場所を感ずることはできない。みんなと連帯して働くことができれば満足感も持続し、働くことなど苦痛にはならない。

熟年《じゅくねん》という言葉がある。いい具合に熟した果実、実った稲の穂先が垂れるような、福徳円満な悟りの境地が脳裏に浮かんで、凡人には到底及びがたいという気になる。だが、満足死といわれるとなるほどと合点《がてん》がいく。働き甲斐も出てきて、生きる力も持続するであろうと納得させられる。まだ、やり残したことがあると思ったところで、やるだけのことはやって

きたという満足の気持ちも生まれてくるであろう。私どももぜひ、見習いたいものだと思った記憶がある。

窮地の開き直り

エノケンの演《だ》し物で、今も記憶に鮮明なものに、落語の「らくだ」をネタにした演し物がある。長屋に住みついたみんなからの鼻つまみ者、渾名《あだな》をらくだというやくざ者、やることなすこと、すべてが傍若無人《ぼうじゃくぶじん》。この男が季節はずれの河豚《ふぐ》を喰《く》らって、ポックリ死んだ。

次の朝、長屋に住むしがない屑屋の久六はいつもなら、このならず者に家の前だけはソッと通り過ぎるのに、今朝は安心したせいで《屑ゥーイ》と声を上げてしまったのが災難で、呼び止められた。家の中を覗くと、らくだの兄貴分、丁の字の半次と名乗る凄い眼つきの男に《らくだが死《ごね》た！　通夜の真似事がしたいが金がない。この家のものを買ってくれ》と声をかけられる。ガラクタばかりで、先刻見限った物ばかりだと断ると、半次の眼がキラリと光った。驚いた久六が、香典代わりと小銭を包んで差し出すと、《いい了見だ。通夜をするから片棒かつげ》と脅される。主役の屑屋の久六がエノケンで、半次の脇役は柳田是好《ぜこう》であった。

商売道具の鉄砲笊《ざる》と秤《はかり》を取り上げられ、震え上がった久六は、生贄《いきにえ》のごとくこき使われ、無理難題のお先棒を担がされる羽目となった。八百屋には早桶代わりに菜漬けの樽と荒縄に、天秤棒をと言いたい放題。無理だと断ると凄味《すごみ》をきかして恫喝する。その上、《もし寄こすの寄こさねえとぬかしたら、死人《しびと》のやり場に困っているから、死人を担ぎこんで、カンカンノー踊りをお見舞《みめ》え申す》って脅しまくる。何にしてもやることが荒っぽい。最後に大家の家に行き、いい酒三升と辛めに煮た煮しめに、握り飯三升ほど用意しろと言い出す始末。《ふざけるな》と断った大家は見事にしてやられた。

屑屋の久六はらくだの死体を背負わされ、死人を踊らせられ、唄わされる。このあたりのエノケンの演技はぎこちなくて巧いものであった。仰天した大家から酒肴が届き、通夜の用意はまがりなりにも整った。

それでも久六はまだ開放されない。これにてお役御免と退散しようとする久六だが、清めの酒、労《ねぎら》い酒だと、半次が強引に酒を注ぐ。尻込みすると、《やさしく言っているうちに飲みねぇよ！》と凄まれる。早く逃げたいばかりに飲む。《いい飲みっぷりだ、もう一杯いけ》ともう一杯。こうなるともともと酒好きの久六、だんだん肝っ玉が座ってくる。

霊験あらたかだったカンカンノー踊りの効き目に触発され、久六の態度が変わり始める。眼が座り、口の利き方も急激に乱暴になり、抑えていた半次への反発が口に噴き出し、主客逆転する。《こんなもんで酒が飲めるか！　魚屋にマグロでもブツでも持ってこさせろ。くれるのくれないのと吐《ぬ》かしたら、カンカンノーを踊らせろい！》

このあたりのエノケンの演技は見事であった。

落合の火場《やきば》に久六の知り合いがいるところから、死体をそこに運ぶことになる。ベロベロに酔いながら、夜道を担いでゆくうちに、どうやら樽の底が抜け落ち、死人がズッコケたらしい。

来た道を探すと落ちていた。樽に押し込み火釜に放り込むと、中から悲鳴がして、裸の願《がん》人《にん》坊主が飛び出してきた。往来の酔いつぶれを拾ってきたのだ。

「何てことをしやがる。ここは一体どこだッ」

「日本一の火屋《ひや》だッ」

「冷酒《ひや》でもいいから、もう一杯」

まだ子供だった私は、周囲に気兼ねもせずゲラゲラ笑ったものである。これだけ傍若無人に笑えれば罪はない。しかも、エノケンが舞台に出てくるだけで観客がドッと笑うので、母親も安心して笑っていた。

歴史を学んだ子供喧嘩

自慢にもならぬが、私は小学校を卒業するまでに「落語全集」「講談全集」を読破した。双方とも、一〇巻以上はあった。そのほか小学校三年の時に、武田信玄を主人公とする『甲陽軍鑑』の現代語訳版も読んだ。

小学校三年になった頃、ちょくちょく家に遊びにくるようになった月村は、学校の成績はそこそこだが、家系自慢であった。おのれの家は近江源氏の家系で、近江の豪族、佐々木一族だと吹聴する。歴史はいやに詳しい。威張られるのも面白くない。父親の書棚にあった『甲陽軍鑑』の現代語訳が眼についた。

「ぼくんとこは清和源氏だ。近江源氏より古いはずだ。八幡太郎、源義家の弟、新羅三郎義光の子孫だ。その長男、次男は蒲生といって関東に住みついた。三男が北信州、四男が甲斐に住んだ。ぼくの家は北信州の豪族だったんだ」

私が言えば月村君も負けてはいない。先祖に当たる天皇方、代々の家系図を滔々《とうとう》と並び立てる。まさに立て板に水である。負けてなるものか、二人とも口角泡を飛ばして言い争いになる。

「二人とも変わった子だね」

傍らにいた母親も呆れ返って、しきりに感心していた。

私はその頃、武田信玄を好きになれなかった。ギョロッとした大きな眼と、華手《はで》な太縞《ふとじま》の着衣をまとった太り気味の肖像画、傍若無人のふてぶてしさがある印象を受けた。しかも、駿河の今川義光と謀《はか》って、父の信虎を駿府に遊びに行かせ、国境を閉じて戻れぬようにしてしまった。態《てい》のいい隠居、放逐《ほうちく》である。

両親ともに勝手気侭《きまま》に行動する嫡男《ちゃくなん》の信玄より、篤実な次男の信繁に眼をかけ、後継者にしようとしているのを知っての、クーデターであると思い込んでいた。

応仁の大乱が収束に向かった後の、下克上の世が戦国時代である。戦国大名は一国の主《あるじ》であり、国衆といわれる配下の小領主たちの領地をも束ねる独立国家の当主であった。領国内の平和を維持する責任を担《にな》っている戦国大名が、自らの存亡を賭けた戦いに敗れれば、村落の人びとも敵軍に殺戮《さつりく》され掠奪《りゃくだつ》される危機に曝された。おらが国という意識が芽生えたのも当然である。

関東、中部地方だけでも、相模の北条氏康、駿河の今川義元、甲斐の武田信玄、越後の上杉謙信、続いては尾張の織田信長、三河の徳川家康などの有力者が次々と出現している。畿《き》内《だい》には三好・松永氏や、中国地方の毛利氏と手を結んだ寺門の本願寺までが勢を競い合い、奥羽地方では新興の伊達氏、中国地方では大内氏に替わって毛利氏が台頭し、九州では名門の島津氏などが権勢を誇っていた。足利幕府の権威は過去の残照として存在してはいたものの、全国を束ねるだけの実力はまったく失われていた。

少年時代の想像と実像

日本の国土は長きにわたった大乱で、荒廃した上に東日本では天候の異変が続いて、人びとは旱魃《かんばつ》や疾病の流行などで慢性の飢餓状態に悩まされた。

相模での北条氏康から氏政への当主交替、武田信玄の父、信虎の追放なども、旱魃とは無関係でなかった。当主の世代交代には世直しの意味もあった。信玄のクーデターが領民から喜び迎えられたのも、領民が世直しを待望していたからである。戦国大名の興亡は単に武力の優劣によるものではなく、大名同士の領土拡張の欲望のみならず、領民がいかに生き延びられるかという飢餓との闘いでもあった。

戦場に駆り出されれば、生き延びるためには掠奪も辞さぬ。侵略を実行されたのは、秋の収穫期の終わり頃であった。武田信玄が信濃に攻め込んだのも、義侠心に篤《あつ》いといわれた上杉謙信が関東に攻め込んだ際にも、公然と掠奪が行なわれている。単に生活物資だけではなく、領民をも掠奪した。その親戚・縁者などに身代金を要求し、かなわぬ時には労役用の人夫として売り払ったという。

略奪を実行したのは、村落では食べてゆけず足軽として領主に仕えたものや、支配下の村落から徴発された農民兵によって実行された。慢性的な飢餓に遭遇した時代の、生存のための過酷な闘争であった。戦場での人や物の略奪により領民が豊かになれば、領内の平穏は保たれる。さらに領民を富ますには、農産物の収穫を図ることも必要になる。戦国争乱の世を生き抜いて成功するには、武略・武勇だけではなく、傑《すぐ》れた土木技術者を家臣としてかかえることも、大きな要因であった。

この時代には、大きな河川の土木工事が盛んに行なわれ、原野を水田を主とする肥沃な農耕地につくり替えられた。従来の太平洋に注いでいた北上川の本流を南下させて石巻に注がせた伊達政宗。また信玄堤と称された大規模な堤防をつくり、荒れるに任せていた富士川の支流、笛吹川と釜無《かまなし》川の治水工事を実施し、甲府盆地を安定した美田とした武田信玄、秀吉の小田原城攻めに随行した徳川家康は、北条氏が滅ぶと、関八州を与えられて江戸城を築いた。

この頃は、武蔵野の一帯は湿地が多く、しばしば河川の氾濫、洪水に見舞われている。江戸湾に流入する三つ大河は、太日川、荒川、利根川の三つであった。かつて太田道灌が手をつけた河川の改修工事に、家康は大幅な改修を加えた。太日川と利根川を東進させて銚子で太平洋に流入させ、太日川と荒川を改修させて江戸湾に放流して、江戸城を中心とする江戸の市街地の整備が可能になったのは治水工事の成功による。これにより農作物の収穫は画期的に増大した。

今から三八年前、五〇歳の時、新緑の季節に甲斐の川浦温泉の上流にある渓谷に遊んだ。塩山で中央本線を降りた私は、信玄の菩提寺、恵林《えりん》寺を訪れた。山門をくぐって見上げた空には、一片の雲もなく晴れわたっていた。

空高く　甍《いらか》に高し　武田菱
仰ぎ見つつ　わが齢《よわい》恥ず

この頃には、少年の頃の私の心の中に定着していた信玄像が虚像であることを知っていた。ふてぶてしい太り肉《じし》の、華手《はで》な縦縞の着衣の肖像画は、北陸地方の一豪族を描いたもので、実際に発見された信玄像は、もっと細身の地味な人物であった。

戦国時代を彩《いろど》った英傑の一人として世間からも認められている武田信玄と私では、まさに月とすっぽんである。五〇になりながら、ものになっていないおのれを痛感した。信玄が陣中で没したのは、数え年で五二歳の時であった。

四――学徒動員

金銭欲と時の速さ

現在の世界情勢は、アメリカの勢威は往時の勢いはなくなったとはいえ、まだまだ世界の覇権国として振る舞っている。機会均等・自由主義を唱えて、経済優先、実利中心の強者の世界である。デューイらのアメリカのプラグマティズムは、現実的に有効な成果を挙げぬものは真理とは見なさない。

イギリスのベンサムは功利主義を唱え、人はその本性において快楽を求め、苦痛を避けようとする存在であり、快は善（利益・幸福）、苦痛は悪（危害や不幸）に基づくとした。功利の原理こそが、経験や科学の実証に耐え得る正しい原理だと唱えた。

それに続くミルは、これに加えて品性や道徳を重視した。個人の利益と他人の利益とは必ずしも一致せず、相反するところがあるが、一身の利益と衆庶の公利とを一致させるためには、個人の道徳的責任と自由が不可欠であるとした。

慶応義塾の創始者、福沢諭吉も功利主義を肯定し、《政治の目的は国民の最大多数をして最大の幸福を得さしむるものなり》と述べている。この視点からすれば金銭は人間社会の潤滑《じゅんかつ》油ということになる。政治を志す者は栄誉を目的とするが、国民の経済的な安定に注力する必要がある。

功利主義の背景をなすのは、イギリスの経験主義哲学や自然科学の急速な進歩と、産業革命の進展であった。アメリカの開拓精神は、富の獲得に向けられ、一攫千金の夢に裏づけされている。有効かつ実利のないものは真理と認めないのが、プラグマティズムである。日本においても、徳川時代の初期、元禄時代には、商人たちも智恵と才覚次第で富を獲得しようとする世になった。『好色一代女』『好色一代男』などの愛欲の世界を描くとともに、『永代蔵《ぐら》』『世間胸算用』などの世間の風潮を描いた井原西鶴は、

知れぬ世や　釈迦のあとには　かねがある

と言っている。鐘木《かね》を鳴らしてお題目を唱え、お焼香をしたところで、あとに残った人たちの物欲は消滅することはない。相続財産の分け前に少しでも多く与《あずか》ろうと、昔から往々にして骨肉間の争いも起こっているのがこの世である。さらにまた、気ぜわしい現代社会のスピード化も、人びとから心の余裕を奪い去っている。

西日射し　寒風《かんぷう》すさぶ　冬の湖《うみ》
波はきらめき　尖りては散る

鮮烈な印象に心を打たれたが、余韻にひたる間もなく、列車はアッという間に通過した。かつてはサラリーマンなどが関西に出張すれば一泊したのに、今や日帰りできる世の中になった。地球も狭くなったものである。カネとモノという現代をさらに気ぜわしくしているのが過ぎ去る時間の速さである。

熟年の思想

お隣の中国は、その内部に大きな矛盾を抱えながらも、経済的にも日本を抜いて世界第二の経済大国となって、成り金といわれる人たちが出現している。贅沢な生活を享受しているが、それはアメリカ人の夢の実現、行動規範のエピゴーネン（亜流・模倣者）にすぎない。

現代は少子高齢化社会といわれ「老いと死」が話題となっている。永遠の課題といっても過言ではない。遠い昔の賢人、キケロの言うところは、まさに熟年の思想である。人は誰でも年老いてくれれば、公的な活動から退《しりぞ》かぬわけにはゆかず、肉体的にも弱って快楽を追い求めることはできず、死が間近かなことを感ずる。とはいえ、それまでに経験してきた事を頭の中でゆっくり考えることは愉しい追憶であり、苦《にが》い想い出とあい混ざって、死もまた成熟の結果として受け容れられる。よく熟れた果実が樹から落ちるような自然の現象であると語っている。

まさに熟年の思想である。たとえ認知症になったところで、その人なりに過去の自尊心は持ち続けている。だが、科学と技術の進歩がもたらした高齢化社会は、人を幸せにするとばかりは言えぬ。老後も生活できるような社会的な仕組みが成立しなければ、生活破綻をきたして死に追いやることになる。老人施設で朝になると靴を抱えて外に出て行こうとする認知症の老人もいると聞く。かつての生活パターンとプライドを持ち続けたいとする欲求が内在していることの証《あか》しである。

人間は歳をとると、ややもすれば認知症になるが、チンパンジーや猿はならぬという。人間のように脳が肥大化し、幻想の世界を思い描くことがないからである。

落語と人生勉強

私は郊外から神田に移り住んだ小学校四年の時、ある朝、《口を締めろ、口に締まりのない奴は馬鹿だ！》と叱られた。自分では気づかなかったが、口をキリッと締めておこうとしても続かず、呼吸《いき》苦しくなって口を開けてしまう。道を歩いていて、向うから同学年の成績のいい女の子が来ると、口を締めたところで長く続かない。自然と口が開いてしまう。《これじゃ、とんでもない馬鹿だ！》と我ながら思った。

サラリーマン生活から、独立して仕事に熱中していた父親には余裕がなかった。これはおかしいと耳鼻科に連れて行ったら、副鼻腔炎（いわゆる蓄膿）とわかって治療を受けることができたであろう。後年、医学部に入ってから耳鼻科に行ったが、陳旧《ちんきゅう》になっていて、今さら手術したところでまた再発すると言われて諦めた。当時の状況を考えれば父親を責める気にもなれない。母親はのんきでそんなことは考えもしない。

寄席通いでいまだに記憶に残っているのは、円生の演じた「鰍沢《かじかざわ》」である。甲州の身延山詣でに出かけた江戸の商人が見つけた鰍沢に面した一軒家での危うく難を逃れた怪談じみた話である。

妖艶でお熊という、もとは月之兎《つきのと》という花魁《おいらん》であった。吉原で一度だけ客となった相手と知り、酔いつぶれて世話をやかせたことがあった。二度目に登楼すると、心中事件を起こして出奔《しゅっぽん》したという。惚れた相手と山家《さんが》住まい、亭主は熊の膏薬売りで細々と暮らしていた。だが、金を持っていると見込みをつけたお熊に毒入りの玉子酒を飲まされ、わずかな量で寝込んでしまった。酒を買い足そうとお熊が出かけると、入れ違いに亭主が帰り、飲み残しの玉子酒を飲むと、たちまち身体《からだ》がしびれ、のたうちまわる。胴巻きを奪うつもりの殺害計画が亭主を巻き添えにしてしまった。

それを知った商人は朦朧とした感覚の中で慌てて飛び出し、雪の山中の暗闇を逃げまどう、断崖の突端に追い詰められ、足元の雪が崩れて、鰍沢の急流にもんどりうって転げ落ちると、好運にも山筏《やまいかだ》の上であった。藤づるが切れてバラバラになった筏にすがりつく。断崖から狙い打ったお熊の一発が、顔をかすめて岩に弾《はじ》ける。一本のお材木（お題目）で助かったとオチがつく。私は子供心にも鳥肌立つ思いで円生の芸に聞き惚れたものである。

だが、この演《だ》し物の枕としてやった話は面白かった。山の中で見つけた一軒の宿屋に泊まった客が、夜中にトイレに行くと、宿《やど》の夫婦の会話が聞こえた。

《泊まった客人は手打ちにすべえか、半殺しにすべえか》と聞いて、手打ち蕎麦も半殺しという言葉を知らぬ旅人《たびびと》は吃驚仰天《びっくりぎょうてん》、慌てて二階の手摺りから飛び降り、一目散に逃げ出す話に、笑いこけたものである。だが、そのあとが怖かった。子供心にも、死を考えさせられるお熊の執念に女性の怖さを示唆された。子供の時に落語を読んだのも、今となってみれば一つの人生勉強だったかもしれぬ。

人間は歳をとると、ややもすれば認知症になるが、チンパンジーや猿はならぬという。人間のように脳が肥大化し、幻想の世界を思い描くことがないからである。

昭和一八年一一月、富山連帯に入営

昭和一八年九月、東京は芝の映画館で、海戦の映画を観ていた。悠然と艦上に立つ、大河内伝次郎の扮する艦隊司令長官の姿がクローズアップされた。艦側には砲弾が炸裂《さくれつ》し、猛烈な水飛沫《みずしぶき》が上がる。双眼鏡を手に戦争を見詰める小柄な姿が印象的で、今も眼底に残っている。突如、館内は暗くなり、臨時ニュースが流れた。文科系学校の徴兵猶予停止の通告であった。

近く来るとは予期していたとはいえ、いよいよとなると緊張に顔面が蒼白になるのを覚えた。正式に発令されたのは一〇月一日のことであった。陸軍の入営は十二月一日と決まった。私にとっては、猶予されていた恩典が停止されたのではなく、恩典そのものがなかったことと変わりはない。一一月下旬には満二〇歳になるので、学生以外の一般の若者と何ら変わらぬことになる。学徒兵としては最も若いことになる。

当時、私は早稲田の政経予科（第二早高）に在籍していた。四月の東京初空襲まで《死》ということは考えてもみなかった。その時以来、現実のものとしての相貌を帯びていた。とはいえ、遥か彼方に霞のように漂うだけで、実感は湧いてこなかった。《死》について深く考えてみることもなかったおのれは、他の人たちに較《くら》べて軽薄な人間ではないか。頭皮の内側に薄い幕が張っているようで、心の内面にまで深く滲みこむ思考のできぬ愚か者ではないかと思ったものである。精神医学でいう被帽感（頭痛の一種）といった類の感覚である。

一一月下旬、本籍が長野になっている私は、まず信州の上田に集合し、そこから富山連帯に入営することになった。上野の駅には、第二早高と旧制府立五中の同級生たちが送りにきてくれた。私は改札口の傍らの柵《さく》にまたがって、杜甫の詩を吟じた。

葡萄の美酒　夜光の杯《さかずき》
飲まんと欲して　琵琶馬上に催す
酔いて沙場に臥す　君笑うことなかれ
古来征戦　幾人か還る

その時、送ってくれた同級生たちの幾人かは、私より一年遅れて入営して戦死した。羽織・袴で一本足の高下駄を穿《は》き、大きな扇子を煽《あお》いで景気づけをしてくれた。第二早高の友人も戦死した。その姿は、今も私の脳裏に焼きついている。

私たちの青春は、死と対《つ》き合っているようなものだった。私のような軍隊には向かぬ、筋骨薄弱で頭の回転の遅い無器用な者は、どうせ戦場に送られ、一巻の終わりということになるのがオチかもしれぬと思った。

時には戦場でのイメージを思い浮かべることもあった。

私が二〇歳になった時、文科系学徒の徴兵猶予停止で兵隊にとられてから、はや六八年の歳月が過ぎ去った。

一二月一日に入営したが、その年の秋に行なわれた学徒出陣壮行会には参加しなかった。入営さえすれば憲兵に引っ張られることもあるまいと思ったからである。その日は雨の中での出陣式であったという。生きて還ることはあるまいと、熱田神宮に参拝して武運長久を祈願したあと、一週間ほど奈良路の仏像を見て歩いた。

五――百聞は一見にしかず

隠居の愉しみ

定年も一つの人生の区切りである。江戸時代には四五歳で家督を譲り、隠居するのが習わしであった。現代では六〇～六五歳で定年退職となるのが世の慣例となっている。それだけ高齢化したということである。

定年が間近に迫ってくるとなると、身辺整理もしなければならぬ。長年使用してきた勤務先の机上や机の引き出しに入れてあった私物も持ち帰ることになる。そう思って眺めてみれば、毎日、見慣れてきた机や椅子も哀愁を帯びてくる。日没の時を迎え、西の空が茜《あかね》色に染まってくるのを見ると、感慨ひとしおである。この机や椅子を使用するのは、自分とは別の人物であると改めて感じた時、おのれの過去が想起され、別離の感慨が脳裏をよぎる。記憶とは、忘却や思い過ごし、無知や隠蔽《いんぺい》を包み込む複雑なメカニズムであり、不安定なものである。想起と忘却がせめぎ合う場である。戦前の社会は現在と異なって、時には不況の時期はあっても、どことなくのんびりしていた。

大企業に勤める人は、五〇歳までに小金を貯《た》め、定年時の退職金を併せれば家作の一軒や二軒は建てられた。長年の慣習で生活設計も安定して立てられた。隠居の身と称して、好きな盆栽などで悠々自適の生活を送ることも可能であった。

隠居とは、煩わしい実社会から一歩身を退いて、他人からの制約を受けることなく、自由気儘《きまま》に過ごすことのできる境遇である。趣味に生き、それに満足できれば、その人にとっては幸せである。親しい友人と囲碁や将棋を愉しんだり、俳句を作ったり、庭いじりでもしていれば、年老いて認知障害が起こる頃には、多くの人はあの世に旅立っている。

このたび、大地震・大津波・福島の原発事故で、東北・北関東の人たちは大変な被害を受けた。想定外といわれる異変であった。小学校一年だった夏休みを過ごした仙台の南、閖上《ゆりあげ》海岸の光景がテレビで放映された。見るも無残な姿であった。だが、テレビに映り出されたものは、擬似現実（ヴァーチャル・リアリティー）にすぎない。感慨深く眺めているうちに、幼少期の夏の光景が甦ってきた。

その頃、現地に行ってきた知人の精神科医、北山修の話を聞いたが、それこそ異臭で眼も開けていられぬ惨状であった。まさに百聞は一見にしかずである。

私は三歳から小学校一年まで、父の勤め先の仙台で過ごした。当時は、東北地方には幾つかの電力会社があり、現在の東北電力のような一社に統合されていなかった。メーカーの営業マンとして赴任した父親は、二九歳で販売店長に抜擢され、岩手、青森、秋田や山形の日本海側の都市などへの出張に明け暮れていた。

仙台での住まいは仙台駅から近い寺小路にあった。だが、小学校一年になって珍しく、土、日に一泊の旅に連れて行ってくれた。花巻温泉から巌美渓の峡谷美を眺め、仙台の駅に戻ってみると、家のあたりは黒煙に包まれていた。漏電か放火か結局わからずじまいであったが、借家が焼失したためやむなく、東九番町の借家に引っ越した。

引っ越した先は、路地の南側の六軒の借家が立ち並び、入り口から二軒目にあった。突き当たりには生垣《いけがき》がめぐらしたこざっぱりした家で、大家さん一家が住んでいた。私の記憶で大家の小父さんは、頭の禿げ上がった六〇歳ぐらい品のいい人であった。律儀な人柄で、朝夕は日課として、竹箒《たけぼうき》で路地を掃除してくれるので、路地はいつも綺麗に掃き清められていた。大企業を定年退職して、気楽に暮らしていたようだ。

一家は高等工業に通学している次男と、おきゃんでモダンな女学校四年の次女と四人家族で、長男夫婦は別居し、長女も嫁《とつ》いでいた。黒縁の眼鏡をかけた次男の悟郎さんは、剽軽《ひょうきん》なところがあって、近所の子供たちからは、《ゴロゴロ》の愛称で親しまれていた。《やいっ！雷のゴロ助、ゴロゴロ、ピッシャン！》などとふざけてからかっているうちに、可愛がられるようになった。悟郎さんは登校の途次にある荒町小学校まで毎朝、私の手を引いて連れて行ってくれた。

幼少時の記憶

ところで、人の記憶などというものは、曖昧模糊としたものである。ことに幼児期の記憶なぞは怪しげなものである。想起することで再構成される。やや後年になって周囲の大人たちが言った言葉が、朧《おぼろ》げな幼少期の潜在記憶を引き出し再構成される。虚構の要素も多い。

近頃、問題とされている幼児虐待の記憶なども、質問者の推測による誘導の結果という可能性も否定できない。科学的だと思われているセラピストによる記憶の回想とて、確実とは言い切れない。

母方の祖父は、私が三歳の時に亡くなった。

その三、四ヶ月前、病の床に伏していた祖父の枕元に食事を運んだ。踊りながら皆のいる座敷に戻ってくるなり、手拍子よろしく《猫よりましだと言われたが》と剽軽に踊って、みんなから笑われた記憶がある。これとて、あとになって周囲の大人からからかわれたことが、イメージとなって、私の記憶として定着したのであろう。


私が東九番町の借家に移り住んだ前の年は、八月にはドイツの巨大飛行船、ツェペリン伯号が世界一周の途次来日して、巨大な勇姿を東京上空に現わし、市民を驚かせたという明るいニュースもあった。とはいえ、その二ヶ月前には、今次大戦の発端《ほったん》となった満州での張作霖の爆死事件が起こっている。

当時は農村の疲弊も甚だしく、東北地方、ことに父親が営業で廻っていた青森や岩手などは、多くの農民は飢餓状態にまで追い詰められ、娘の身売りも頻繁に行われていた。しかし、幼かった私には、当時の世相などわかろうはずはなかった。

伊能忠敬の老後

私の父親は東北エリアをメーカーの営業マンとして太平洋側から日本海沿岸の都市を廻っていた。山形の本間一族からも眼をかけられ、しばしば酒田を訪れていた。モーレツ社員で出張の多かった父親は、稀に洋食店でカツレツやカレーライスを奢《おご》ってくれる程度で、家族連れ立って外食するなど滅多になかった。

それを見かねた大家さんが、海の家をひと夏借りたからと、私と母を招待してくれた。週末には父親が来て一泊し、日曜の夜には帰宅するというスケジュールであった。

閖上海岸は外海《そとうみ》に面していて、太平洋の荒波が押し寄せてくる。後には遊泳禁止になったと聞いたことがあるような気がするが、正否のほどはわからない。当時、海水浴場として賑わっていた。大人の胸あたりまでの入り江を渡らなければ辿りつけない。悟郎さんの肩に乗って入り江を渡り、波打ち際に立つと、途方もない拡がりを持つ太平洋が目の前に迫ってくる。初めて見る外洋の猛々《たけだけ》しさに、思わず眼を瞠《みは》ったものである。

海の家では取り立ての魚の塩焼きや刺し身も美味かったが、それよりも大人五人と子供一人の開放された生活そのものが珍しかった。若い兄妹がいるだけで賑やかであった。食事の時には些細なことから口喧嘩が始まる。

「生意気言うな、このお転婆《てんば》め！」

「あーら、そんなことよく言えるね。しょっちゅう私からお小遣いせびっているくせに！」

大家の小母さんもしょうことなしに苦笑していた。一人っ子の私には羨ましく思われた。今からも思えば、懐かしい思い出である。

何はともあれ、戦前の社会にはどことなくのんびりしていた。セカセカと時間に追われ、時の流れが加速している現代を生きる人びとの中には、昔時《せきじ》を懐かしむ人も多い。

とはいえ、昔だって隠居してから心機一転、出直した人がいなかったわけではない。大田南畝と同時代の人に伊能忠敬がいる。一八歳で千葉の佐倉の酒造家の婿となって家業を挽回し、飢饉の際には地域のために尽力し成果を挙げた。

五〇歳で家督を譲ると江戸に出て、測量や天文学を学んでいる。家業に励んでいた間にも、天文や地理に関心を持ち続け、算数を学んでいたという。その五年後には、蝦夷《えぞ》地（北海道）の測量を手始めに、全国を徒歩で測量し、日本全土の沿海地図を完成させている。このような旺盛な知識欲と不撓不屈《ふとうふくつ》の行動力は、常人には真似ることはできない。

その半世紀後、日本の海岸線を測量したいというイギリスの申し出を、しぶしぶ承諾した幕府は、イギリスの測量船に幕府の役人たちを乗船させた。イギリスの人たちは、自分たちの測量の結果と幕府の役人たちの持参していた忠敬の日本地図を照合して、その精確さに驚いて測量を中止したといわれる。

このような不撓不屈なエネルギーを常人に求めるのは、もとより無理かもしれない。とはいえ、職人気質《かたぎ》の人の中には家業を息子に譲っても、生涯その仕事を続ける人もいる。画家などの芸術家や学者といわれる人たちの中にも少なからず存在する。

私たちは常によいことばかりしてはいない。守らなかった約束や、口に出し文字にして表現してしまった意地悪な行為もあり、善意でしたつもりが相手を傷つけたことだってある。常日頃は忘却していても、何かの拍子に思い出せば、鋭い棘《とげ》のようにチクッと胸が痛む。

人の一生はさまざまである。定年後は穏やかに暮らして、趣味に満足して慎ましく生きるのも一つの生き方である。生活さえ成り立てば、老後は気楽に過ごすのか、自らやり残した若き日の夢の実現に向かって精進するかは、人それぞれの日頃の考え方による。

人間の幸福《しあわせ》とは、自らが《快》と感ずることを持続的に実行することである。ストレスがかかったところで、おのが人生を充実させるためと考えれば、負《ふ》のストレスとはならず《快》となる。いつも退屈しているほど、大きな苦痛はないといえる。

熟年などと言われると、実った稲穂の先が垂れるような、福徳円満な悟りの境地が脳裏に浮かび、凡人には到底およびがたいという気になる。だが、満足死といわれると、やれるだけのことはやったという気持ちは肯定することができる。

六――定年の悲哀と江戸っ子の義侠心

定年後の生活設計

今から一五年ほど前のことである。定年退職後に鬱状態となって入院してきた人がいた。定年になったら、妻と二人でゆっくり海外旅行で愉しんでこようと期待していたところ、妻にも定年退職を宣告され、慌てふたいめいていた。これまで勉強してきたアクセサリーの店を、貯金をはたいてやると言う。ここでケジメをつけようと言う。いわば独立宣言である。

娘たちも母親の意志を尊重し、蔭ながら勇気づけているという。面食らって怒り出し、「誰のお蔭で今日《こんにち》まで生きてこれたのか」と怒鳴りつけると、私たちの結婚生活もここらでケリをつけましょうと、離婚宣告ともいうべき台詞《せりふ》を残して、さっさと娘の嫁ぎ先に泊りに行ってしまった。

何をいまさら、店など始めるのか、失敗すれば元も子も亡くなってしまうと危ぶんでも、妻の意志は変わらない。妻の店を手伝う気にもなれぬとなると、別居か、こじれれば離婚となる。憂鬱に落ち込んで、入院してきた夫は、一ヶ月考えた末、諦めの心境で妻の意志に従うことにした。

近く定年を迎えることは前からわかっている。少なくとも二、三年前から定年後の生活設計を夫婦でジックリ話し合っておくべきであった。ところが、夫は仕事にかまけて、従来からの世の慣習を疑うことなく過ごしてきた。

妻にしてみれば、おのれの欲求を圧殺して生きてきたという不満の鬱積があった。夫はといえば、妻の性格傾向を見抜いていなかった。伴侶が何を考え、何を志向しているかなど考えてみることもなかった。現実には、私の知人のように、定年後は旅行を愉しみ、写真を撮って喜んでいる人もいる。まさに人さまざまである。

とはいえ、この夫の懸念もあながち杞憂とばかりは言い切れない。リーマン・ショックのあと、日本の地方都市の不況も深刻となった。かねてから妻が経営していた店が破綻《はたん》して債権者から責め立てられ、夫に泣きつく破目《はめ》となった。実直にその地の企業に勤めていた夫は職場を放棄して妻とともに蒸発した揚句《あげく》の果てに、夫婦で自殺をはかったという話を耳にしたこともある。

現在では勤め先から家に帰りたがらぬ中年の夫も増えているといわれる。会社の仕事で疲れて家に戻ってきたところで、夫婦間の話題もなく、せいぜい子供の学校のことぐらいである。ことに共稼ぎともなれば妻は強い。家事のことは何も手伝ってくれぬと文句を言われる。そうなっては家は憩《いこ》いの場ではなくなる。

子供たちも大きくなったから、ここらでケリをつけたいと、一方的に離婚を宣告される。

一人になって家に戻ってきたところで、寒々とした空気に寂寥感に襲われ、孤独の思いがつのる。せめて子供とだけでも接触したいと思いついたところで、母親から育てられた子供たちは、常日頃、父親への愚痴を聞かされているとなると、親しく寄ってくることもない。それこそ、働き蜂が用はすんだとばかり、ポイ捨てにされたようなものである。このようなケースでは、男性の自殺も多いといわれる。

縁と因果応報

男女の出遭いと結婚とは結局は縁である。人間は男女両性の要素を持ち、男が七〇パーセントの男性性を、女が三〇パーセントの男性性を持っていればうまくゆく。それと同時に生まれ育った環境要素がこれに加わる。昔は見合い結婚が常識であった。周囲の大人たちがお互いの家の家風や家柄を考慮した上で斡旋《あっせん》した。その時代にはフランスの未婚の女性たちが日本の風習を羨《うらや》んだという話を耳にした。

フランスでは外交的で社交性のある女性たちは恋愛結婚できたが、内気で表に出たがらぬ娘たちはなかなか結婚できないという。しかも、あばたも笑窪《えくぼ》で一目惚れしたとなると風疹《はしか》にかかったように、舞い上がってたちまち結婚するということになる。この場合、離婚率は高い。

西欧人の思考は直線的で、因から果を生じ、それが因となって果となる。だが、大乗仏教の影響を強く受けた日本人の思考は、因が集まって縁を結び、縁が集合して結となる。因果応報の思考である。

私は軍隊から復員してきて、学生生活を一からやり直した。その頃、両親に対して生意気にも、《あなた方は錯覚結婚だったのではないか》と揶揄《からか》ったこともある。父はドイツのメーカーの東京駐在員で、当時としてはいわゆるハイカラであった。だが、実際には仕事ひと筋のモーレツ社員であった。一方、母親は下町の末娘で、お侠《きゃん》で我儘であったが、外見はおしとやかで、ニコニコしていて円満そうに見える。見合いの席ではモジモジして畳の縁《へり》のケバをつまんでいたようである。双方とも相手の実態を見極めることなく気に入って結婚をオーケーしたようなものだと揶揄ったことがある。両親とも苦笑していた。日本人は規範意識が強く、えてして情緒的な満足感を重んじ、変化に弱い。

義侠心が生んだ美談

私は子供の頃、しばしばエノケンの軽演劇を観に浅草まで出かけていった。エノケンの演《だ》し物に、ネタを落語から取った「文七元結」がある。名人はだしの腕を持ちながら誘われて博打《ばくち》に馴染み、多額の借金を背負ってしまった左官の長兵衛。ほとほと愛想をつかした女房とお久。

律儀な娘は借金の返済と父親の更生資金にと、吉原遊郭の大店《おおだな》の女将《おかみ》に泣きつき、身を売る覚悟で家を飛び出した。娘の家出に半狂乱となった女房は、亭主を責めて夫婦喧嘩。そこに娘を預かっているからすぐ来いとの吉原からの使い。着たきり雀の長兵衛は嫌がる女房の浴衣《ゆかた》を剥ぎ取って吉原へ、まさにドタバタ騒ぎの舞台である。
《やくざな父親のために、苦界に身を投ずる娘の親孝行な心を何とする！》
決して徒《あだ》にするなと諭《さと》され、大金五〇両を借り受ける。期限は一年先の大晦日。
《もし、一日でも遅れたら、私も鬼になる。この娘を店に出すよ》
と、さすがは大店の女将、凛《りん》とした宣告に、長兵衛はただ平身低頭するばかり。血の滲み出るような大金を懐《ふところ》にして帰途についた。ところが、吾妻橋にさしかかると、今しも大川に身を投げようとしている手代風の若者に出くわした。
べっ甲問屋の手代の文七が、集金した金を掏《す》られ、申し訳に死ぬという。若者らしい短慮を戒めたが、言うことを聞かない。人の命に替えられぬと、持ち合わせた五〇両を渡そうとしたものの、おのれにそれだけの度量があるかと迷いに迷う。五〇両の金のために身を売る娘もあれば、同じ五〇両のために若い生命《いのち》を投げ出して死のうとする若者もいる。女郎にされても娘は生きているが、金がなければ生命を断つという若者との間に立たされた長兵衛の心中は穏やかではなかった。
えらい世話場に関わってしまったと、身の不幸を嘆くが、みすぼらしい風態《ふうてい》の男に大金なんかあるかと思われるのも業腹《ごうはら》だし、が、死なせるわけにもゆかぬ。長兵衛と名乗らないで、大金の出所と訳ありの金であること手短かに話し、尻込みして不審がる文七に、財布を投げつけるようにしてその場を去った。

店に戻った文七が、集金の財布とは違うがたしかに五〇両ですと差し出したから、旦那と番頭は顔を見合わせた。文七が集金先で引き留められ、先方の好きな囲碁のお相手をさせられ、《おまえ、遅くなりはしないか》と言われ、ハッとわれに返り、慌てて辞去したため、大切な財布を置き忘れ、掏られたと勘違いしたのが事の真相であった。本人より財布のほうが先に届いていたと知って、ただただ慌てふためく。

主人と番頭は見知らぬ若者への義侠心にただただ感服するばかりであった。だが、身元も名前もわからずでは返すこともできない。たどたどしく語る文七の記憶から、吉原の妓楼《ぎろう》の名と、お久という名を頼りに探した結果、長兵衛の名前がわかった。翌朝、世の明けるのを待って主人と番頭が長兵衛の住む長屋を訪れた。

一方、長兵衛の家はそれどころではない。凄まじい夫婦喧嘩の激戦が展開中であった。せっかくの五〇両もまた、博打でスッテンテンだろうと女房は納得しない。子供だった私は腹を抱えて笑いこけた。だが、訪れた一行に一時休戦、事情がわかって女房の誤解も溶ける。五〇両のほかに、お久の身請けというおまけまでつき、文七・お久の婚約成立という大団円が一夜にして成立した。

笑いこけながら舞台を観ていた私であったが、大団円を眼にすると、思わず涙が滲み出てくるのを覚えた。周囲の人たちに恥ずかしかった。子供ながらに人情噺《ばなし》に涙脆《もろ》いおのれのおめでたさを恥じた。

賭け事にはスリルがあり興奮がともなう。友達同士で気楽にやるくらいなら、ストレス発散になるが、のめり込むとえらい目に遭う。賭け事はいったん引き摺り込まれると日常生活のリズムは壊され、生活の規則正しさも失われる。興奮すれば血圧も上がり、身体を傷める。のめり込んで借金を抱え込めば、それこそ病を招くどころか、自殺にまで追い詰められかねない。

　左官の長兵衛のような職人気質の人は、えてしてのめり込みやすい。何事も常軌を逸脱すれば身を滅ぼす。幸い娘のお久の真心が好運を招いたとはいえ、そんなことは滅多にあることではない。

七――サンドイッチのハム

老人の自殺

私たち戦中派は、家父長制の社会で生まれ育ったが、今次大戦で無条件降伏となり、アメリカ流の自由主義・男女平等の思想が押し寄せ、社会は急激な変化を遂げた。私たちの世代、もしくはもう少しあとから生まれた女性たちは、嫁にゆけば姑《しゅうとめ》にしごかれた。地方の家庭なら舅《しゅうと》が隠居して家督を譲れば、嫁はかまどの火を引き継ぎ、一家の主婦として表に出られるが、都会ではそのような習慣《しきたり》もなかった。ところが、戦後になると世の中はガラッと変わり、男女平等の教育を受けた高学歴の嫁に対して、逆に遠慮しなければならなくなった。まさにサンドイッチのハムで、上からも下からも圧迫される。

戦後、世の高度成長へと向かい、当時の農林省は、農業の近代化を推進し、農機具の機械化が推し進められた。時代の流れに沿って家の改善も盛んに行われ、台所も近代的になった。庭に面して開放されていた縁側も姿を消し、玄関も近代的に改められた。

それまでは庭伝いに気軽に隣家を訪れていた老人たちも、玄関の戸を開け《ごめんなさい》と、声をかけなければならなくなった。嫁さんが出てきて《こんにちは、何か御用で》などと改まって挨拶されては、訪ねるにも気が重くなる。従来のように気楽に縁側に腰かけ、漬け物でも口にして、茶を飲みながら世間話に花を咲かせることもなくなった。

昔から山村部では、冬の間は村落の青壮年の男たちは出稼ぎに行き、春になって戻ってきた。農作業に合わせての移動である。天候の移り変わりで、その年の田植えの時期を決めるには、経験を積んだ老人の智慧が役に立つ。冬の間は孫の子守でもしていれば、春ともなれば活躍の場があり、それなりに存在感があり、重みもあった。

だが、経済成長の掛け声で、農業の機械化も進み、天気予報も電波に乗るとなると、天候の微妙な変化にそれほど気をつかわなくとも、何とかやれるようになった。

老人たちは閑《ひま》となって身を持て余し、家でブラブラして寂寥感を託《かこ》ちはじめた。子守だけで食べさせてもらっているのでは肩身も狭い。嫁にも余計な気をつかう。生き甲斐も薄れ、気力も萎《な》えてくる。憂鬱な気分が続くと死にたくもなる。新潟の山間部などでは、老人の自殺が増えた。

そのゆきすぎに気付きはじめた地域の人たち間に、郷土の文化を後世に伝え、地方の伝統を活性化させようとする機運が生じた。若者や子供たちを集めて老人に来てもらい、郷土の昔話や伝統工芸や芸能の伝承に心がけるようになった。その結果、老人たちの自殺がようやく減少したといわれる。

気持ちの切り替えで世界が変わる

生死病死は世の習いとはいえ、年老いて長患《ながわずら》いでもすれば、生きているのもわずらわしくなる。かつての時代であれば、老夫婦二人とも床《とこ》に臥《ふ》しても、家族や親類縁者が面倒をみてくれた。せわしなく日々が過ぎ去り、特に都会では核家族が進行した現代では、そんなこと望むべくもない。戦前の日本の家族は、一面では破ろうとしても容易に破れぬしがらみとなってはいたものの、同時に、世間の荒波から安んじて身を守ることのできる防波堤の役目を果たしていた。

だが、今や夫婦単位の核家族が定着し、家族同士の意思の疎通も希薄化してきた現在、家族もいつ壊れるかもしれない不安定な存在へと変貌し、それを守るためには、余分な気遣いと緊張が強《し》いられている。

老人が孤独を託ち、寂寥感に襲われる可能性はますます増大している。病気となって身体も弱れば、パートで介護に来てくれたところで、余程よい人に巡り会わねば、所詮は他人である。遠慮もあって、スムーズに意思の疎通をはかれぬケースもある。

年を取れば体力も衰え、病気にもかかりやすい。長びけば余病も併発する。この世から消えてなくなってしまえば、いっ時は身近な人たちは悲しんでも病気が長びけば、自分も苦しみ周囲にも迷惑をかけることになる。早くこの世から消えてしまいたいと、自殺したくなるのも無理はない。

夫婦ともども長患いをしている老人が、思い余って老妻を殺し、自殺をはかったという痛ましいニュースを耳にすることがある。現代では家族の絆《きずな》も解体されて頼りにならず、そこには言葉では言い尽くせぬ寂寥感が漂っている。

平均年齢八〇歳という寿命の延びた現代では、六〇歳は老いへと向かう入り口にすぎない。私の学生時代の友人は六〇歳で定年退職した後、しばらく家でブラブラして庭手入れでもして過ごしていた時期があった。初めのうちこそ、夫人はまめまめしく世話をしてくれたが、半年もたつと鼻につき、粗大ゴミ扱いにされるとこぼしていた。

思い切って翌年の春、母校の大学院に聴講生として臨床心理の講義に出ることにした。若い男女の学生に接していると気分も若やぎ、活気も出てくると喜んでいた。二年を終了した時点で、元の会社から声がかかり、リスナー（会社での経験を生かし、社員の心配事や苦情を聞き、病気と判断したら専門家に廻す役割）を七〇歳までやった。気持ちの切り替えという判断をすることも大切である。

姉さん女房

落語に「厩《うまや》火事」というのがある。中国儒教の孔子の『論語』から取った話を導入部にしている。主人の留守中に厩から火事が出て愛馬が焼死。さぞかしひどく叱られるだろうと家臣一同、平身低頭。ところが戻ってきた主人は家臣たちの無事息災を喜んで、愛馬の死より家臣の身を案じて信望を得たという話。

もう一つは、江戸は麹町のさる屋敷の旦那様。日頃から陶芸品に凝っていて、特に家宝としているような皿は、奥方以外には手も触れさせない。ある時、奥方が梯子段から落ちて、持っていた皿を損傷しそうになった時、皿にばかり執着して割れなかったことを喜ぶだけで、奥方の身を一切心配しなかった。その薄情がもとで離縁となって以後、後添えの来手《きて》がなかったという話。

しっかり者の髪結いのお崎さん。年下の亭主がいる。稼ぎと腕前で亭主を食わしてやっているが、年上のこととて先行きが不安。果たして添い遂げられるやらとの不安から、夫婦喧嘩が絶えない。今日も今日とて、血相を変えて飛び込んでくるなり、《今日てえ今日は、愛想も尽き果てましたから、旦那にお願いして、あたしゃ別れさせていただこうと思って……》

こうたびたび飛び込んでこられては、仲人役の旦那もたまったもんではない。いともあっさりと、《あっ、そうかい。いいでしょう。お別れ、ああ別れたほうがいい》とあっさり切り出されては、愚痴の一つも聞いてくれるだろうとの期待もなくなり、離別も止むなしと決めつけられ、お崎はしおれてしまった。

そうは言ってはみたものの、駄目な亭主でもお崎にとっては未練と愛情たっぷりなので始末が悪い。そこで一計を案じ、《帰ったら一気に転んだふりをして、瀬戸物をぶっ壊して何て言うか試してごらん。お前の亭主も瀬戸物に凝っているようだから》。さあ、大変なことになった。唐土《もろこし》の孔子と出るか、麹町を去ると出るか、お崎も一世一代の大勝負。

瀬戸物のことより、お前の身体《からだ》を心配してくれたらしめたもの。反対だったら見込みなし、即刻別れることだ。言われたように瀬戸物を壊したから、亭主は真っ青、

「おい、大丈夫か、怪我はないか。瀬戸物なんざぁ、金を出せば買えるんだから……」

「ウワァ、嬉しい。唐土だわぁ。お前さん、そんなにあたしが大事かい！」

「当たり前じゃあないか、お前に怪我でもされてみねえ、明日《あした》っから遊んでて酒が飲めねえ」

いやはや、男の身勝手な本性《ほんしょう》が見事に表した絶妙なオチである。男も女も、みんな自分が一番可愛い。自分本位の利己的な自己愛が優先するのは、生きものとしての人間である以上、生得《しょうとく》の性《さが》というものである。ことに男は年をとれば気が短くなる。仲人の旦那が世話好きで、お崎さん運がよかった。

加齢による変化

ところで、転ぶということは年をとれば由々《ゆゆ》しきことである。日常生活の動作などというものは、無意識のうちに行われるので、普段は特別に注意を向けなることはなく過ごしている。だが、実際には立って歩くということは、幼児がヨチヨチ歩きを反復するうちに、スムーズな歩行が、無意識のうちに行われるということである。

赤ん坊が夜寝ていて口をモグモグさせ、時に奇声を発するのは、無意識のうちに言葉を覚えているのだと聞いたことがある。さまざまな身体能力は訓練の反復で可能になる。

自転車の運転も初めのうちは、フラフラして覚束《おぼつか》ないが、訓練によって滑らかになり、倒れずに乗れるようになる。車の運転とて最初は曲がるのも怖いが、少し乗りこなせば、そんなに意識せずに曲がれるようになる。訓練によって習得した能力は容易に衰えるものでないが、年をとれば少しずつ能力は剥ぎ取られる。反射能力は加齢による老化とともに少しずつ脱落する。

私ごときはもともとうっかりしていて不器用なので、一通りでは自転車にも乗れなかった。若い時からカーブを切れずよく転んだ。今でも人通りでは怖くて乗る気になれない。三年ほど前、曲がり角でつまずき転倒し、腰椎圧迫骨折をやって二ヶ月ほど入院した。退院してようやく杖で歩けるようになったと思ったら、またつまずいて大腿骨打撲。

私は若い時から骨が硬いのが自慢で足相撲には自信があった。転んで《痛いっ》と言ったところで、何事もなくすんでいた。だが、このたび入院して検査したところ骨粗鬆症といわれ、軟骨がすりへっているといわれた。そう言われてみれば、身長は若い時には一七三センチあったのに、今では一六七センチ。縮んだものである。年をとれば、身体の柔軟性や敏捷性が衰えるのは当然である。

八——軍国主義と落語の世界

「取り越し苦労」という気病

《転ばぬ先の杖》という言葉がある。年齢に応じて体力の維持に努めることは大切である。転倒して頭部外傷にでもなれば老化を速め、老人性痴呆にもなりかねない。転ぶのは普段から自分の身体を動かすことを怠り、加齢による身体能力の衰えを自覚しないからである。

私たちは今日のおのれも、一年前のおのれも同じ自分であって変わりはないと思っている。だが、テロメアという老化に関与する遺伝子は、二〇〇〇個の遺伝子は毎年五〇個ずつ減るという。皮膚、髪の毛、外見の変化は無論のことである。生・老・病・死は生きものの常である。人は他の生きものとは違って、意識の世界が大きく拡がっている。

病気という字は、「病《やまい》」の下に「気」と書く。気とは生命エネルギーである。気力をなくしては病から恢復することは困難である。高所恐怖症、対人恐怖症などというノイローゼは気病である。気が病んでいるから、病という形となって表現される。

視線恐怖は自己視線恐怖と他己視線恐怖の二つの要素からなる。おのれの眼が攻撃的であることを他人に気づかれる不安、他人から見られているおのれの所作や表情への不安であり、不安になるのは、得体《えたい》の知れぬ想念がこびりついているからである。
私の知人の娘さんは二〇代から癌恐怖に悩んでいた。診察を受け検査を受けても異常はなく、癌の徴候がないのに、自分では癌だと疑い続けていた。知人に相談され、《それこそ思い過ごしで、不安にこびりついている。自己暗示をかけているようなもの。それこそ取り越し苦労だ》と本人に伝えるように言ったものの、効果はないとのこと。本人に私と会うように言ってくれと奨めたが、結局、本人は現れなかった、
本当は内面の葛藤を、胃の症状としてカモフラージュしているようなものである。とうとう三〇代半ば癌が現実のものとなり、胃癌で死去してしまった。

五〇代男性は要注意

今から一三年ほど前から、自殺者が年に三万人を超え、その対策が課題となった。先進国の中でも、日本の年間自殺者数は、アメリカやドイツの二倍、イギリスやイタリアの三倍になるという。厚生労働省もその対策に頭を悩まし、企業の産業メンタルヘルスでも大きな課題となった。

雇用の形態もパートや派遣社員の増加で、終身雇用、年功序列というかつての慣行も崩れた。少子高齢化社会の到来、女性の社会進出も少数の例外を除けばうまくいっているとはいえない。警視庁の統計によれば、四〇歳以上、特に五〇代の男子の自殺が顕著だと発表されている。

病苦や離婚などからアルコールに逃避し、自殺するケースが最も多く、経済不安や生活苦などがそれに続く。定年後の再雇用に望みをかけたのに、入院が長期にわたったからとあっさり拒否され、アルコール依存に走った例もある。

最近、入社三年以内に会社を辞めてゆく若者も多く、三〇パーセントを超えるとも発表された。団塊世代とそれより少し前の親たちから生まれた子供たちである。それを彼ら自身の人間性や大学教育の質に求めるのはナンセンスだという人もいる。大企業が成果主義に走り、若者絞りを推進しているからだとする指摘である。

戦後の男女共学、高学歴志向は、経済復興の世の波に乗って、新設大学も多数誕生した。ところが、今や少子高齢化社会の到来と相俟《あいま》って、新設大学の経営も苦しくなってきた。多くの大学は生徒集めに奔走させられている。しかも就職難の時代となって、入社試験への対応まで指導せざるを得ない状況となっている。いわゆる即戦力の指導にも心を砕かねばならぬ。

戦前の私たちの頃には、旧制高校を中心に、いわば象牙の塔にこもって、デカルト・カント・ショーペンハウエルといった哲学や思想・文学・芸術を声高《こわだか》に論ずるような教養主義では、実社会に乗り遅れる。即戦力が要請され、産学協同も重視され、大学の世俗化は歴然の現実となっている。

戦後生まれの人たちも、今や六〇歳を過ぎ、老人の域に達している。すでに定年退職となった人たちも多くなった。

戦後生まれの現代の若者の多くは、自分本位で責任を他に転嫁しようとする当時の風潮を、そのまま受け継いでいるかのようである。現代の若者たちの多くは芯が弱く、草食動物とさえ言われる。幕末・明治維新の下級武士層の子弟たちは、和漢洋才の志を抱き、欧米列強に追いつき追い越せと闘志を燃やした。

このたびの東北・北関東で大きな災害を受けた子供たちは、この危機を乗り越えることで、たくましく成長するであろう。

戦後の憂鬱

昭和二〇（一九四五）年八月、敗戦の焼け跡にはジャズが流れ、街にはジープが走っていた。この年の九月半ば、千葉の九十九里浜で終戦を迎え、北信州の父の生家で、しばらく休養して東京に戻ってきた私は、為す事もなく茫然とその日その日を過ごしていた。時たまラジオから聞こえてくる新作落語などを耳にすると、歯が浮くようで聞いていられなかった。

この年の九月に戦後の真打ち第一号となった柳亭痴楽の「綴方《つづりかた》教室」と、三遊亭歌笑の「歌笑純情詩集」が爆発的な人気を博し、復員伍長の柳家小三治（後の小さん）とともに、若手三羽烏と呼ばれた。

ラジオで聞く歌笑や痴楽の新作落語を耳にすると、気障《きざ》っぽく感じて苦々《にがにが》しい思いをしたのである。だが、その歌笑も昭和二五年、三二歳の若さで銀座の街頭を血に染めたという。サンフランシスコ対日平和条約調印の前年のことであった。

一方、痴楽もテレビで知名度は上がったが、ヒットが続かず低迷して人気が落ちた。焦燥、苦悩の日々を過ごした末、怠慢が災いして寄席をはずされている。揚句の果てに脳溢血で仆《たお》れ、以後、五二歳から七二歳まで病院を転々とした末、再起ならず特別養護老人ホームで死去している。三人三様、人の運命などというものはわからぬものである。

昭和三五年頃（一九六〇年代初め）には、植木等の「スーダラ節」が一世を風靡した。映画「日本無責任時代」も大ヒットとなった。《スイスイスイダラダッタ、スラスラスイスイスイ》と歌いながら軽妙に踊りまくる植木の姿は、気楽な稼業とはいえぬ平均的サラリーマンにとって、日頃の鬱憤を晴らす束《つか》の間の開き直りとなって、共感を呼び起こさせ喝采を博した。

個人の幸福に対して何の責任もとらぬ体制には、無責任な態度で居直るよりないとする、ささやかな抵抗であった。

《コツコツやる奴ァ、ご苦労さん》と舞台にしゃしゃり出てみると、周囲の棘《とげ》のある視線に、《お呼びじゃない、こりゃまた失礼しました》と引き返すシーンも満場の喝采を浴びた。その軽妙な身振りや、呆《とぼ》けた歌に思わず苦笑しながらも、同時に私自身もまた揶揄《やゆ》の対象にされ、侮辱されているようで憤りを覚えたものである。その頃、私は旧来の収容型の精神病院の在り方に反対して、都市型の精神療法的な精神科病院の建設を目指して奮闘していた。その努力までが茶化されているようで、不快感に襲われた。

昭和一八年九月、文科系学徒の徴兵《ちょうへい》猶予停止が布告された。この年の五月、二度にわたる東京大空襲を経験していた私は、映画館でその布告を聞き、いよいよくるべきものがきたと思った。この年の一〇月、神宮外苑で、出陣学徒の壮行会が行われた。この日は生憎《あいにく》の雨だったが、雨の中を多数の学徒が見送ったという。一二月一日に入営すれば、憲兵に引っ張られることもあるまいと、東條首相のキンキン声なんか聞いていられるかと、私は行かなかった。

東條英機（明治一七〜昭和二三年）は博覧強記といわれ、革新派であり統制派であった永田鉄山の股肱《ここう》として頭角を現わした。軍務局長となった永田が、皇道派のボスの一人、眞崎教育総監を更迭《こうてつ》させたため、憤激した皇道派の相沢中佐に刺殺された。その後、皇道派に担《かつ》がれた東條は、中国に進出し、日本を太平洋戦争に突入させた張本人である。首相となるや青物市場に視察に出かけ、人気取りする姿に私は苦々しい思いを禁じえなかった。

昭和三年、関東軍の作戦参謀主任になった石原莞爾は、満州事変をひき起こし、満州国建設を主導したが、ソ連と戦うのは作戦上困難だとして戦争不拡大を主張。陸相だった東條と対立して退役し、東亜連盟を組織して右翼の大物《おおもの》となったが、東條とくらべればまだましだと思えた。東條は人気取りで調子はいいが、私は嫌悪を覚えた。

学徒出陣の壮行会の日、死なずに何とか帰還したいと、先ず熱田神宮と伊勢神宮に参拝し、武運長久を祈願した。熱田の旅館では深夜、入浴に行くと仕事を終えた女中さんたちが入浴していた。入営する学生さんということで、股間にタオルをかぶせ、みんなで体を洗ってくれたのも、いい想い出となった。それから一週間、これがこの世の見納めと、私は一週間、奈良路の仏像を見て歩いた。

私たちの世代の多くは、国土防衛という大義名分のために戦場の露と消えた。学徒動員で旧制高校から海軍に志願した旧制中学時代の友人は、特殊潜航艇の艇長になった。だが、敵機に撃沈され、部下全員は海底の藻屑《もくず》と消えたが、彼のみ海上に浮かび上がり救助された。しかし、おのれ一人生きて帰れるかと、長崎の基地で状況報告した後、割腹自殺して果てた。多くの前途有為な若者たちが、虚《むな》しくあの世に旅立っていった。

戦闘中には生死の境を彷徨《さまよ》い、辛うじて生還してきた、敗戦後の焼け跡から再建に苦労している私と同時代までが、笑い飛ばされているように思われた。

後になって知ったが、植木という人は根っから真面目なだけに、初め「スーダラ節」の譜面を渡された時、憤《いきどお》ったといわれる。出演を断ろうかと最初は思い悩み、故郷の父親に相談したそうである。植木の父は浄土真宗の寺の住職であった。息子の出演に賛成し、むしろ鼓舞したという。だが、当の本人は《わかっちゃいるけど、やめられない》と歌うたびに吐《はら》が立ったといわれる。

親鸞の創始した浄土真宗は、他力本願の易行門であり、浄土教の一つである。平安末期の源平の盛衰から、鎌倉政権への世の推移を目《ま》の当たりにした人であった。平安中期には市《いち》の聖《ひじり》といわれた空也はいっ時、市井《しせい》に隠れ、街角に立って、撞木《しゅもく》と金鼓を打ち鳴らしながら、春風駘蕩《しゅんぷうたいとう》と踊りだし、民衆の心を和《なご》ませたといわれる。日本浄土教の先駆者であった。

鎌倉末期に現れた同じ浄土教の一派、時宗の一遍もまた、街角や市の河原で民衆とともに踊り、束の間の開放感をもたらしたと伝えられる。世に踊り念仏という。

この時期、私は激動する世相から一歩離れたところで、精神科治療病院の確立を目指して、自分の仕事に没頭していた。人生どう生きるかは、人それぞれ勝手であるが、生活との関連の中で、おのれの生きる道を手探《てさぐ》りする以外はないだろう。

アメリカの占領政策による家族主義的な日本の共同社会の解体と相俟って、利益追求を当然とするアメリカ的な経済至上によりもたらされた管理社会の出現である。朝鮮戦争の勃発による工業化により、大学もまた大衆社会に組み込まれ、技術的な伝達の場と化した。この時代の若者たちは《戦争を知らない子供たち》であった。

九――落語と近代日本文学

戦友の死

終戦から六六年の月日が過ぎ去った。私もはや八八歳となった。昭和一八年一二月一日、本籍が北信州であった私は、北陸の富山連隊に入営した。関東大震災後の一一月に生まれた私は、ピイピイ泣いていて三歳までもつまいと言われた。震災記念のオピーさんといわれたらしい。しかも、小学校六年の終わりにジフテリアに罹《かか》って入院し、卒業も一年遅れた。そのうえ一人っ子で体力も弱く、甘えん坊で能天気ときている。平時なら体力薄弱者として兵役は免除されるのに、兵隊にとられた。

初年兵の時、二人の年長の友人に面倒をかけた。若栗清、国枝甚悦という。私より二歳年長だが、三年先輩にあたる。若栗は京大を出て製糖会社の総務課に勤め、国枝は一橋を出て新聞社の記者となった。

演習の時、曲射砲を担《かつ》いで富山の市街を行軍すると、しばらく歩くと体力がもたずヨタヨタしてしまう。見かねた二人は私がヨタヨタすると交替で砲を担いでくれた。養保護兵だということで叱咤《しった》されずにすんだ。馬当番の時には、馬の手入れに夢中になっていると、刷毛《はけ》などの小物を盗《と》られてしまう。軍隊では常に員数が足らず、うっかり者の初年兵が標的にされる。二人は交替で見張りにきてくれた。それこそ面倒のかけどおしであった。

私は辛うじて師団の一番ビリで下士官となった。下士官が足りなかったため内地に残り、九十九里浜で終戦を迎えたが、幹部候補生試験に落ちていたら満州に行かされ、敗戦と同時にシベリア送りとなって、生きて還ってはこなかったであろう。若栗、国枝の二人は当然、見習士官になった。外地に赴かされたであろうが、二人とも幸運にも復員してきた。

私が復員してきて上野駅に着いてみると、東京の市街は廃墟と化し、ところどころに焼けただれた電柱がポツンと立っているだけであった。北信州の父の生家でしばらく休養して帰京した私は、早稲田の政経に復学したものの、一年遅れて入営した同級生たちは、一年上級となっていてつまらなかった。旧制府立五中の後輩、劇作家の矢代静一と一緒になったが、私には遠慮していて親密にはなれなかった。学校に行く気にもない。戦後のすさんだ、生き馬の眼を抜くような殺伐とした世相に、生き延びることは難しいのではないかと思えた。

学校にも行かず、茫然として日を過ごした。ところが、一〇月も半ば、畳の上に寝ころんでいると、ベートベンの第九がラジオから流れてきた。ガーンと頭を殴《な》ぐられたように飛び上り、部屋の鴨居《かもい》に頭をぶつけた。私のような不器用で能天気な者でも、医者にでもなって手に職をつければ、何とか食って抜けられるだろうと思えた。

翌年、慶応の医学部の予科に入り直した。震災の時、産婆さんが焼死し、慶応の産婦人科で産《う》ぶ声をあげたのも、何かの因縁であろう。医学部を卒業した時には三〇歳になっていた。

昨年九月一二日、中秋の満月の日であったが、この年は異常気象で酷暑であった。国枝が亡くなり告別式が行われた。私は告別式に招かれ、弔辞を読んできた。享年九〇歳。初年兵の時にさんざん世話になった話をしてきた。親戚の方にも喜んでいただき、役目を果たした気分になった。

戦後は三人で時々飲んで、初年兵の時の私のモタツキぶりをからかわれたものである、若栗は戦後しばらくして会社を辞め、郷里に戻った。生家は富山駅の近くの大きな花屋で妹さんが婿取りして家業を継いだため、富山郊外で生け花の宗匠となって世を過ごした。国枝は私の記憶に間違いなければ、韓国との貿易を始めた。その後、中国の奥地や、東南アジアにまで出かけ、現地の人たちと交流を深め、晩年は南信州の高原で悠々自適の日々を過ごした。人の一生などというものはわからぬものである。三人のうちで一番体力のなかった私が、八八歳になった現在も何とか元気で生き長《なが》らえている。

円朝落語の誕生

南北朝時代、足利三代将軍義満は、猿楽《さるがく》や田楽《でんがく》を愛好した。大和猿楽の一座。今熊野の猿楽の、観阿弥《かんあみ》、世阿弥《ぜあみ》父子を抜擢《ばってき》し、旧来の舞踊と音楽を結びつけた能を出現させ、優雅な芸術の域にまで高めた。能の所作《しょさ》を〈わび〉とか〈さび〉といわれるような印象的かつ神秘性をもつ境地にまで追究したのは、世阿弥であった。能の所作は幽玄であるといわれる。とはいえ、楽天的で気短かな日本人はそれだけでは息がつまる。能に狂言が挿入され、上層武士階級を笑いものにすることで、重苦しい雰囲気を和らげ興を添えた。

古今亭志ん生の次男、志ん朝は独演会を開き、「住吉踊り」などを披露《ひろう》し、五〇代には落語界の花形となった。平成八年には次期のリーダーと目されたが、平成一三年、六三歳で急死し衝撃を与えた。あまりにもハードな活動に心身を消耗させたのであろう。私は志ん朝の高座の落語を聞いて、艶《つや》っぽさと上品さ、その内に秘めた落語への情熱に、華《はな》のある芸を見たと思った。さらに円熟して枯淡な陰翳《いんえい》を身につけたならば、稀代の名人となるだろうと期待しただけに、その死を知って寂しい思いにとらわれた。

それはともかく、落語は面白い。物知り顔でいい加減な横丁の御隠居や、粗忽者で早呑み込みの八っあんや、熊さんがしばしば顔を出す。私の聞いた「千早振る」もそうであったように記憶している。

千早振る　神代もきかず　竜田川
韓紅《からくれない》に　水くくるとは

これは、在原業平《なりひら》の歌である。この歌を聞かされた八っあん、熊さんから、その意味を訊《き》かれて狼狽《ろうた》えてたじたじとなる。居直った隠居は《何でも訊くことが肝腎で、聞くはいっ時の恥》と調子に乗る。千早も神代も吉原の売れっ子の花魁《おいらん》で、竜田川は江戸時代に大関になった力士だと滔々《とうとう》と喋り出す。
大関昇進祝いに、ひいきの客と吉原に登楼、相方に出た千早に一目惚れしたが、《相撲取りいやだ》と振られ、妹分の神代へと鞍替えしようとしたものの、《姉《あね》さんが嫌なものは、ワチキも嫌でありんす》とダブルで振られて面目まる潰《つぶ》れ、相撲に嫌気《いやけ》がさして、故郷に帰って家業の豆腐屋になってしまった。
《なぜ、豆腐屋になんか》
《いいじゃないか、当人がなりたいんだから、昔から言うだろう。なせばなる、なさねば成らぬ何事も、ナセルはアラブの大統領って》
それから年月が経《た》った秋の夕暮れ、店先に一人の女乞食、空腹に耐えかね卯《う》の花、つまりオカラを恵んでくれと言う。顔を見て驚いた。誰であろう。昔、おれを振った千早のなれの果て。憎っくき千早と突きとばせば、空を切ってゴムマリのごとく投げ倒される。結局、千早が薄情だったことを悔いて、傍らの井戸に身を投げて一巻の終わりとなる。ここらあたりにくると、もうおのれの名解説に隠居は自己陶酔。最後の水くぐるとはの、とは、とは何かとくい下《さ》がられて、苦しまぎれに、とは、とは千早の本名だと逃げを打つ。馬鹿々々しいが、何とも滑稽《こっけい》である。
近代落語の創始者、幕末から明治にかけての奇才、三遊亭円朝の後世に与えた影響は大きい。浮世絵師、歌川国芳に学び、話術の巧みさに加え、大道具を交《まじ》えて華麗なムードを高座に醸《かも》し出し、二二歳にして一躍人気者となっている。文人の仮名垣魯文《かながきろぶん》や劇作家の河竹默阿弥とも交流、代表作といわれる「鰍沢」もこの時期の創作であった。

だが、世も明治へと移り替わると、新政府は芸能をも統制下に置こうとして、寄席は軍書講談・昔噺《むかしばなし》に限ると布告した。敬神愛国・天理人道・儒教思想に基づく尊皇忠孝を啓蒙すべしというお達しであった。こうなると、寄席での歌舞伎まがいの興行は禁止され、肩苦しい制約のもとに置かれることとなる。

この流れをいち早く読みとった円朝は扇子一本の話芸への転向を決意した。人物描写中心の人情噺へと軸足を移し、話芸一筋《ひとすじ》へと精進している。「めぐりあひ」「あひびき」などのロシア文学の翻訳や、「浮雲《うきぐも》」を代表とする言文一致体による近代文学の先駆者となった。二葉亭四迷への影響は大きかったといわれる。

一〇——朝鮮戦争特需と戦中派

時世の移ろい

方丈記の《行く川の水の流れは絶えずして、しかも、もとの水にあらず》という一文は世に有名である。御時世の流れというものは、一つの勢いとして避けられない。国破れて山河ありであるが、連合軍の主体であるアメリカ空軍による度重《たびかさ》なる爆撃により焦土と化した日本列島、しかも、最後のとどめの原子爆弾投下により、広島・長崎に悲惨な荒廃をもたらした。無条件降伏した日本は、アメリカの政略により、従順な農耕・漁撈民族として生き延びねばならぬ状況に置かれた。せいぜい牧畜を加えるぐらいが関の山で、それに山地水明の利を生かして観光立国による生存ぐらいしか選択の余地はなかった。

馬ぼくぼく　我を絵に見る　夏野かな

芭蕉四〇歳の時の句である。馬の背に乗ってのろのろと、夏の野を行くおのれの姿、絵のなかに画かれたような長閑《のどか》な姿は、敗戦後の日本民族の今後を暗示しているかのように思われた。

ところが、突如として起こった朝鮮戦争で、日本は兵站《へいたん》基地として利用された。しかも、その後は潜在工業力に眼をつけられ、朝鮮特需による経済復興への道を歩み出すこととなった。歴史的な時の流れが、資本主義から社会主義に向って流れるのが必然だというこの当時の風潮は、近代文学の人たちと交わった時から、私には疑わしいものに思えた。

戦後の経済復興が進むなかで、私生活の豊かさを享受しようとする市民層も増えていた。その自分中心の利己的な思想は肯定できなかったが、急進的な時の流れには安易についてはゆけなかった。大衆社会論の課題は、この人たちを革新運動にいかに取り込むかにあった。しかし、戦時中には軍に追随しながら、敗戦後は声を揃《そろ》えて、日本人の意識の遅れを声高に喚《わめ》き立てている、いわゆる進歩的知識人の言動を私には眉唾《まゆつば》ものに思われ、疑わしい眼で眺めていた。

友との再会と回顧

昭和三四年、安保闘争の前の年、学位を取得してホッと一息ついた私は、この年の五月一日のメーデーの昼休み、慶応病院から近い神宮外苑に出かけていった。ところで、そもそも、記憶というものは、思い出すことで再構築される。特に幼少期の記憶などは、周囲とのコミュニケーションにより作りあげられた蓄積によって構成される。以下の私の叙述も果して精確かどうかはあやしいものである。

旧制中学時代の友人で隣の級《クラス》にいた長谷川興藏は上級になった頃には左傾化していた。東大の薬学を出て共産党国際派の重鎮として頭角を現したと噂には聞いていた。私も彼と接して早熟（まかせている）と感じていた。だが、共産党の内部闘争で国際派は敗北し失脚したという噂を耳にしていた。久しぶりに出遭ってみたいと、ノコノコ出かけて行った。

だが、数多《あまた》の人で埋まっている神宮外苑で一人を探すためには手間がかかった。やっとのことで、だいぶ離れた場処に立っている長谷川の姿を見つけ手を挙げた。ニコッと手を挙げた彼はそのまま姿をくらましてしまった。私に弥次馬《やじうま》的な好奇心があり、能天気な気楽さのあることを彼は承知していた。私にそばに来られ、好奇心から根掘り葉掘り、その近況を訊かれるのは煩《わず》らわしかったであろう。私には彼のイデオローギーよりは、彼その人の進路と挫折の経緯《いきさつ》が知りたかった。人その人の体験を聞きたいという思いがある。

中学上級の時、私は長谷川から文学グループに誘われたがついてゆかなかった。その後、結局、共産党を除名され、『聞け、わだつみの声』の編集者の一人として戦没学生兵たちの手記を出版しているが、引き続いて紀州の白浜に赴き、特異な生物学者として有名な南方熊楠の資料の整理に当たったと聞いた。後年、私が南方熊楠記念館を訪れた時には、長谷川はすでに死去しており、感慨深かった。

紀州の熊野は伝説の地である。鎌倉後期、浄土門の時宗《じしゅう》の一遍は自ら開いた宗門を《熊野権現、夢想の行法なり》と称している。熊野権現は古来から在地の民俗神であったが、平安時期には仏教を取り入れ、神仏混淆の本地垂迹《ほんじすいじゃく》説の神へと変容した。民衆とともに生きた一遍は、平安中期、市の聖《ひじり》といわれた浄土門の空也にならって、飄々《ひょうひょう》とした踊り念仏を行なっている。

『日本書紀』で、イザナミの葬地とされる熊野の有馬村、そこは海に突き出したい窟《いわや》の突端である。南海の孤島にあると信じられた観音浄土、補陀落《ふだらく》信仰の地であった。那智の海岸からこの島に渡海しようとする僧は、九世紀以降、跡《あと》を絶《た》たなかったといわれる。蓬来山を目指した秦の始皇帝時代の徐福伝説や、神武東征伝説でもあった。海からの来訪者を迎え入れ、船に乗って異界へと向かう地でもあった。明治の世には、トルコの軍艦の遭難に際して、土地の人びとが救助に奮闘した地としても有名となった。異色の作家といわれた中上健次も熊野の人である。

旧制中学、上級の頃から左傾し、中学四年の時には講堂で全校生徒が集った時、共産主義思想を語った長谷川。当時の軍国主義的な足音のなかにあって、イギリスのイートンの校風を範として取り入れた、リベラルな校風を保っていた旧制府立中学だからやり得た講演であった。東大で薬学を学び、共産党に入党した長谷川が、南紀に赴《おもむ》き、南方熊楠の資料の整理に当たったのは、いかなる思想の変遷《へんせん》により、どうした因縁からなのであろうか。

南方熊楠は慶応三年から昭和一六年まで生きた生物学者であり、国内外の菌類を研究し、「日本菌譜」をまとめた人であった。特に粘菌類の研究では有名で、在野の篤学者として海外にも知られた人である。私は隣のクラスだったため、長谷川の生い育った環境やその思想の変遷に興味を抱いたが、もはや知る術はなかった。

人生の不可解さ、出会い

生あるものは年を加えるとだんだんと外形も衰えてゆく。髪は白くなり皮膚の色艶《いろつや》も悪くなり皺もできる。脳細胞は一日に一〇万個も死んでゆくといわれる。内臓の働きも衰え、骨の軟骨も磨り減って腰も曲ってくる。老いは否応なしにやってくる。

人の一生などというものはわからぬものである。この世に生まれた私には、めぐり合った友人、知人たちの多くは、もはやこの世にはいない。関東大震災のあとに生まれた私は、始終泣いているので震災記念のオピーさんと言われた。震災のショックに母親の乳首がひっこみ、思うようにオッパイが吸えなかったらしい。三歳まではもつまいと医者から言われた私は、八八歳になった現在も生きながらえている。遺伝子の研究は、ひとり一人のもつ異なったリスクを予測することを可能にしたとはいえ、その性格形成には生まれ育った環境要因も複雑にからんでくる。

話は飛ぶが、東アジアの高原で行われている鳥葬の映画を見たことがある。厳粛な思いに打たれた。悠々と空に舞う禿鷹たちは、読経が始まると地上に降り立ち、凝《じ》っと終わるのを待っている。終わると見るや、死体に群れ集い、われ先にとむさぼり食う。食べられた人肉は鷹たちの血肉となり、糞尿となって大地を肥《こ》やす。鷹たちもやがて死に、他の動物たちの血肉となり、あるいは腐蝕して肥料《こやし》となる。生命《いのち》の循環は自然の運命《さだめ》であり、「エネルギー恒存」の法則といわれる。

小学生の頃には一マイナス一はゼロであり、何もないと教えられ、そんなものかと納得していた。だが、果たしてそうなのか、いくら足《た》そうが掛けようが、いくら割り算しようが、無限大となるか無限小になるだけでゼロにはならぬ。宇宙が存在するかぎり、生命エネルギーは存在する。ゼロとは想像上の産物である。一から一を引けば何もないとは、眼の前のお菓子一つを食べてしまえば、そこにあったお菓子がなくなるというだけのこと、形として見えるものがないというだけのことである。

WHO（世界保健機構）によれば、健康とは、身体的、精神的、社会的に良好な状態であって、単に病気だということとは異なると定義されている。人は誰しも死への恐怖と、それに基づく不安を抱いている。だが、楽天主義の哲学者アランは『幸福論』のなかで《優《やさ》しさや親切や喜びの仕草《しぐさ》を演じるならば、憂鬱な気分も、胃の痛みも、かなりのところ治ってしまうものだ》といっている。

幼児は笑って愉《たの》しんでいる。《遊びやせんと生まれけん》とはホイジンガーの有名な言葉である。笑うから幸福《しあわせ》なのだ。アランも《不安や羨望や悔恨からくるしかめ面《づら》は、誰にも似合わない》と述べている。

精神分析の創始者フロイトは、《精神的な健康とは社会適応の問題ではなく、むしろ、創造的な内的再適応を絶えず続けてゆく能力の問題である》としながらも、一方では《健康とは現実からの距離をもつ能力とともに、現実へとさらに接近する能力を含んでいる》として、《人はその葛藤を根絶しようとしてはならぬ。それらと折り合ってゆくべきだ》と述べ、何とかこの世俗の世界に適応して、自分なりに生きてゆけるように介助するのが、治療者としての精神分析医の役割だとしている。

人の人生行路などというものはわからぬものである。ようやく三〇歳で慶応の医学部を卒業してインターン生となった私は、小此木啓吾の紹介で、古澤平作を患者として訪れた。私のなかに被《おお》っている抑圧を軽くしてもらおうと思ったからである。古澤は治療技法としての精神分析を導入した人である。私の頭のなかに漠然とのしかかっている被帽感は、エディプス・コンプレックスを抑圧しているため、頭の回転を鈍らせていると思った。もう少しスッキリした気分になれば、頭の回転も少しはよくなるであろう。治療として精神分析を受けていた私は、その二ヶ月後、教育分析に切り換えるといわれ、とんでもない、患者で充分だと抵抗したものの引き込まれ、思いもかけず精神分析医として人生をスタートする羽目となった。

二――大学の大衆化と落語

高等教育の凡俗化

私は戦後、今となっては記憶も定かではないが、昭和四〇年頃であったろうか。病院の職員旅行で沖縄本島を訪《おとず》れた。女子生徒の集団自決の窟《いわや》を見学し、南部の戦没者の塔を訪れた時、鳥肌立つ思いがしたことを未だに鮮やかに憶えている。最近、「白旗を掲げた少女」をテレビで見たが、その印象は強烈であった。沖縄上陸を目指したアメリカ軍は、航空機による無差別攻撃、多数の一般市民をも殺傷した。日本陸軍により一体感を吹き込まれた島民も多い以上、アメリカ軍にしてみれば、軍人も島民も区別はない。

日本が全面降伏したとなると、アメリカ軍は、一般市民は壕《ごう》から出てこなければ攻撃の対象とするというビラを撒布《さんぷ》した。一部を除いて多くの島民はぞろぞろ地上に出てきた。その群れのなかに白旗を掲げてやってきた少女に、アメリカの兵士たちがカメラに写し取っている光景も印象的であった。沖縄は東アジアの戦略上の要衝《ようしょう》であり、連合軍の攻撃の的《まと》となったのも当然である。そこには、かつての琉球王国の厳しい歴史が運命づけられている。

このたびの福島の原発事故は、広島・長崎への原爆投下を想起させた。原発に含まれるセシウムが何ミクロンなどといわれても、その捉えどころのなさは、超現実的な現代アートを見ているような気にさせられる。科学も信用を失ったかに見える。

『数学は世界を変える』というアメリカの数学者の著の紹介を読んだ。著者のリーバーという人の、《本当の悪魔は銃や戦車ではない。それを扱う人の人間性を歪《ゆが》めてしまうことが真の悪魔だ》という言葉に共感をおぼえた。どれか一つが絶対ということはない。人は真実を知らず知ることもできない。《神のふりをするな、人間になれ》という言葉は印象的である。古《いにしえ》の西欧人にとっては、神こそ天地創造の主《あるじ》であった。

福島原発の事故が科学への信頼を失わせている現在、有用性とは単に物質的、機能的に役立つ、経済的にみて利益があるかどうかを問題にしているわけではない。精神的、哲学的にも価値のある有用性の追求をも含んでいるといえよう。さまざまな人びととの出遭いによって出現するおのれのなかの複数の《私》を肯定し、フィクション（虚構）としての仮想現実（ヴァーチャル・リアリティ）を拡張させ、日常の世界と非日常の境界が曖昧となっている現代を生き抜かねばなるまい。だが、性的にも知的にも矮小《わいしょう》な早熟を見せて育った現代の若者たちには、幼稚な人間観に陥《お》ち入る兆《きざ》しも見えている。

人類にとって、より便利なものが生み出されてゆく現代文明は、明るい希望とともに、底の見えない暗闇《くらやみ》の影が漂う、生きるということには、もどかしさがつきまとっている。戦後の経済復興期に育った親たちは、高学歴志向へと走り、子供たちに一流大学を受験させ、官庁や大企業に就職させることを夢みた。ところが現代では、わが子の才能を育て、華麗な夕レントに育てあげようとする傾向が目立ってきている。子供の頃にタレントとしてもてはやされた子供たちの多くは、一部の人たちを除いて成人したあと、挫折感を味あわされる可能性が大きいのではないかと懸念される。

成功の公式などあるはずはない。自己の素質を開花させることと、商業的に成功するという二兎《にと》を追うことは誰にも可能なことではない。知識を競うはずのクイズ番組は、相手のタレントの教養のなさを茶化す娯楽番組となっている。

その背景にあるのは、大学の数も増え凡俗化したかに見える現実の在り方である。教養という言葉のもつ重みも薄れ、学ぶことの厳しさも失われた。大学は自らの経営に重きをおいて、おいでおいでと若者を誘っている。高等教育の普及は、かつての意味も薄まって、大衆化され浮薄の風潮に同化しているかに見える。

江戸庶民の情愛

そこへゆくと落語の世界などはとぼけているようで味がある。円朝作といわれる「芝浜」という人情噺がある。二〇日《はつか》も商売を休んでいた飲んだくれの棒手振り《ぼてふ》（行商）の魚勝《うおかつ》が、女房にせかされて仕入れ先の芝の浜に来てみると、市《いち》はまだ立っていない。女房の奴《やつ》、一刻《いっとき》早いのにせき立てたらしい。浜の水で顔を洗い、盤台《ばんだい》（たらい）に腰掛けて一服吸っていると、波間に揺れている長い紐が目に入った。たぐり寄せてみるとずっしり重い革財布。飛んで帰って数えてみると、二分金《にぶ》で四八両。これだけあれば遊んで暮せる。ありがてぇっと仲間を呼び集めて、飲めや歌えの大盤振る舞い。グデングデンに酔っぱらっての高鼾《たかいびき》。

翌朝、またもや商売に行けと女房に叩き起こされ、

「金があらァ、四八両がようッ」

「何の金、浜で拾った金だって、情けないねェ、そんな夢を見るなんて！」

「オイオイ、冗談じゃないぜ」

だが、平然としている女房に、魚勝は脳天に一発くらったように愕然とする。

「すまねえ、酒のせいだ！　金輪際の飲まねえ」

どうやら財布を拾ったのは夢のなかで、飲んだ酒や肴《さかな》は現実らしい。本来は腕前の魚職人。酒を断てば信用を取り戻す。借金も完済、裏長屋の行商人が三年目には表通りに出て、奉公人も二、三人置く魚屋の主人となった。

その年の大晦日《おおみそか》、座敷でくつろぐと、女房は茶をすすりながら脇に座る。

「正月か、飲む奴はたまんねェだろうね」

「お前さんも飲みたいだろうね」

〈いや、酒はいけねェ、人間働くことが一番よ〉

急に神妙になった女房が、「お前さん、これ見覚えはないかえ」と汚れた革財布と四八両の金を取り出した。

「あッ！　あれは夢だったはず……」

「実は夢ではなく本当の話ッ。堪忍しておくんなさい。三年も欺《だま》し続けてきました」

「何をッ！　てめえっ！」と魚勝はいきり立つ。

飲んだくれの亭主の再起を願うあまり、ひそかに大家と相談したところ、《夢物語にしてしまえ》と言われ、奉行所に届け出た。だが、持ち主《ぬし》が現れず、払い下げとなった天下晴れての金であった。

「お祝いに一杯飲んでおくれ」

「本当か……、よそう。また夢になるといけねえ！」

この落語をネタにしたエノケンの「芝浜」を観て、小学生だった私は笑うやら、涙が出るやら。幕が降りると慌てて洗面所に駆け込み、顔を洗った。男の子のくせに他人に涙を見せるなんてみっともない。女々《めめ》しい奴だ！　男の子というものはもっと気丈でなければならぬ。周囲の大人たちの視線が怖《こわ》かった。

無能な亭主には、えてしてシッカリ者のカミさんがつくもので、落語の「火焔太鼓」に出てくる道具屋の甚兵衛さん、どこか魅力のあるお人好し。とんだいかさまものを仕入れてきては、カミさんに尻を叩かれどおし。岩見重太郎の草鞋《わらじ》とか、平清盛のシビン、小野小町が鎮西八郎・源為朝《ためとも》に送った恋文とか、ろくなものは仕入れてこない。カミさんに馬鹿にされても仕方がない。世帯《しょたい》をもってからろくな食事にありつけないが、胃が丈夫でピンピンしている。

今日も今日とて、市《いち》で時節はずれの、汚くて重い太鼓を仕入れてきて、こっぴどく噛みつかれた。ホコリだらけの代物《しろもの》。だが、ハタキをかけると、縁《ふち》を叩いただけでいい音がする。

折しも通りがかった駕籠《かご》の殿様の耳に止まった。

《いかなる太鼓か。見たいから屋敷に持参せよ》との御下命。甚兵衛さん、小躍りして、

「みろやいッ、売れたじゃねえか、ざまあみろッ！」

「まだ売れたわけじゃないよ、甘いねえ」とたしなめ、舞い上がる亭主に屈辱的な言葉を浴びせる。

「お前さん、当たり前の人と違うんだから。血のめぐりが少々甘く、たりないことを承知してなきゃいけないよ。柄にもなく商売気《け》なんか出すと、ひどい目にあって松の木に縛られちゃうからね。おれは商売が下手なんだ、バカが太鼓を背負って歩いているだけだと思わなきゃいけないよ」

「うるせえッ！」

大変世話焼きの悪妻にみえても、芯はかわいげのあるシッカリ女房。侮辱に耐えてお屋敷に向う甚兵衛さんもお気の毒。

大名屋敷についてみると、松の木もあった。別に売れなくたっていいんだ。それから珍妙なやりとりがはじまる。幾許《いくら》かと訊かれて指を二本出すと、安すぎるといわれて五本にする。甚兵衛さんは五朱のつもり。《五百両、それは高い。せめて三百両にせよ》まるで桁《けた》が違うのに驚天する。結局、御用人のはからいで三百両に売れて眼をまわす。殿様によれば、世に二つの名器だという。

這うようにしてようやく戻って女房の前、大金を眼にして、女房もすでに失神寸前。

「ああ、お前さんは商売が上手。鳴る物はいいわねぇ」
「今度は半鐘を仕入れてくらあッ」
「半鐘はいけないよ。オジャンになるから」
柳の下にも泥鰌《どじょう》は二匹いないというのに、のん気なものである。誰が演《や》ったのかは憶えていないが、ほのぼのとした夫婦像の演出は、誰が演っても難しいだろうと思われる。

旧制中学三年の時、当時の習慣で得意先の専務の家にお歳暮を持って行った。その帰りにふと眼に入った冠木門《かぶきもん》。見ると榎本健一と表札がかかっていた。思わず門をくぐって玄関の扉に戸をかけた。父親の姿が眼瞼《まぶた》に映り出され、出した手をひっこめた。睨みつけられている思いであった。おっかない父親である。やれ、不器用で気がきかぬとか、男の子のくせに口が締まらぬと叱られる。

後年、慶応の医学部の学生になった時、耳鼻科で診てもらったら、いまさら手おくれで手術したところでまた蓄膿（副鼻腔炎）になると言われた。メーカーをやめて夢中で仕事にとりついていた父親は、自分の息子が鼻がわるいのかと、耳鼻科に連れてゆくだけの気持ちの余裕はなかった。そのうえ、母親はのん気でそこまでは気をつかわない。それにしても父親から馬鹿にされるのは面白くない。

いっそエノケンに弟子入りすれば、何とかなるかもしれぬと思った。実際にはなかに入ったとしても、子供が一人でノコノコ行ったのでは親と一緒に来いと追い返されたであろう。

仮に内弟子になれたとしたら、今頃どうなっていたろうか。主役にはなれなくとも、性格俳優として脇役ぐらいにはなれたかもしれぬと後年思ったものである。

一二――病気と気病

風邪の正体

生・老・病・死、仏教ではこれを四苦という。年々歳々、白髪はふえるのは当然であり、少しずつ衰え疲れやすくなるという現象は老年になれば当然のなりゆきである。これこそ人の運命である。

しかも、人は生涯に二〇〇回ほど風邪をひくという。計算するとまるまる五年もの間、発熱や喉の痛みに悩まされることになる。身近な現象だけに厄介である。原因はバイ菌ではなく、ウイルス感染による。だから、抗生物質は効かない。肺炎などの予防に服用するだけのことである。鼻づまりも鼻汁によるだけではなく、鼻腔の狭窄《きょうさく》による。喉のイガイガも痰によるものではなく、血管による神経の圧迫が原因だという。昔から手洗いや塩分を含んだ水のうがいが奨められるのは、一つの対応策である。病気とは「病《やまい》」の下に「気」と書く。癌恐怖症や脳溢血恐怖症などは「気」の下に「病」と書く、いわゆる心気症といわれ、くよくよ取り越し苦労をするノイローゼ（気の病い）である。

老いの宿命

また、年をとれば転びやすくなる。三年ほど前、花壇のはしにつまずいて倒れ、救急車で運ばれ二ヶ月ほど入院を余儀なくされた。下がコンクリートだったためである。ギブスをはめられ、しばらくして、車椅子の生活でリハビリをやらされた。骨の軟骨はスカスカで年相応の筋肉の萎縮をともなう骨粗鬆症《こつそしょう》だといわれた。若い頃は骨が硬く、酔って階段から二段ほど転び落ち、コンクリートの地面に倒れたところで《痛い！》というだけで何事もなくすんだ。脛《すね》が硬く、足相撲では強いほうであった。その後、二度ほどころんで大腿骨打撲傷といわれた。体重も若い頃には六三キロあったのに五七キロ、身長は一七三センチあったのに一六七センチと減少した。年月が経てば、すり切れるのはやむを得ない。

現在、中高年についての健康情報は氾濫している。新聞や新聞広告、テレビや週刊誌、さらには雑誌、講演会、その上、インターネットなどで流れてくる今日この頃である。それは健康や医療だけではなく介護にまで及んでいる。あまりに多くの情報が流れると、情報のどれを信用してよいのかと混乱させられる。それには、従来からいつの間にか身につけた生活習慣を基礎から捉え、自分なりに選択してゆく以外に方法はない。

高年ともなれば、どこかに違和感を覚え、自覚症状が出現するのは当然である。さまざまな検査をしても異常はないと告《つ》げられ、そんなはずはないと不満な表情を浮かべる人さえいる。ストレスの多い現代に生きる以上、多くの人は何らかの違和感を抱く。おのれの感覚よりも医学的判断を信用するようになっているとはいえ、全面的に受け容れるには抵抗がある。

快・不快の感情に左右されることが多いからである。

　生き甲斐とは生きる手ごたえを感ずることであり、生きる張り合いがあることを意味する。他人から見れば、結構な境遇だと思われようと、当の本人が張り合いを感じなければ意味はない。それは人によりさまざまである。本人はまだまだやる気充分なのに、定年となって長い間馴染《なじ》んできた職場から撤退したとなると、黄昏《たそがれ》が忍び寄ってくるような、何ともいえぬ寂寥感に襲われ、憂鬱になるのも無理はない。

　紹介状をもって私の前に現れたのは、七〇歳の元副社長であった。夫人と長男の嫁さんが付き添っていた。創業者であった先代の社長と苦楽をともにしてきたベテランの営業マンであった。定年から六九歳まで顧問として二代目社長を助けてきたが、一つの区切りとして退任した。その際、週に二日は非常勤顧問として後輩の助言をしてやってくれと依頼された。だが、老兵は静かに去るべきで、それが男の美学であるときっぱり断ったという。

　夫人の言葉によれば、会社を辞めてからしばらくは庭いじりをしていたが、だんだん不機嫌になっていったという。近頃は何か話しかけても、時々、ポカンとして頓珍漢な返事をする。散歩でもしたり、時には元の部下だった人たちと交流してはどうか、そんなことをしていると呆《ぼ》けてしまうと再三忠告しても、頑として聞く耳をもたず、今では私とは口もきかぬと不満顔であった。当の御本人は苦《にが》り切ってどこ吹く風かという表情で、診察室の窓の外を眺めていた。

　私の質問に対してもぶっきらぼうな返事しか戻ってこないが、その表情の動きからしても、鬱の始まりと推定された。そこで、「あなたには奥さんが心配しているような呆けではなく、鬱の初期です。もう一度、社長と話し合って、週に一、二度、会社に出てみてはどうか」と奨めてみたが、返事もなかった。「しばらく通院してクスリを服《の》んでみましょう」と言っても返事はなかった。

長男のお嫁さんが口を添えた。近頃は不機嫌で義母《はは》とは口もきかぬが、私には素直に応じてくれるという。そこで、「御本人は通院しなくてもよいから、しばらくはあなたが隔週に報告にくることにしたい。軽いクスリだから、できれば区の老人施設に通所して、入浴したりマッサージしたり、囲碁か将棋の仲間入りするように」と指示した。

本人は相変わらず憮然《ぶぜん》と横を向いていた。だが、お嫁さんは見るからに温和そうな人柄で、私のアドバイスを実行しようと熱心に協力してくれた。そのお蔭で御本人は一ヶ月後には区の老人施設に通うことを承諾し、集まってくる老人たちとも徐々に口をきくようになり、三ヶ月後には通院してくるようになった。四ヶ月後には私の顔を見て、照れ臭そうしていた。

ようやくその気になって社長に会いに行ったところ、大いに喜んでくれた。週二回は会社にきて、中堅や若い営業マンにアドバイスしてくれと懇願されたという。みんながアドバイスを求めに寄ってきてくれるということであった。昔からの体験を話して、現在の状況に合うように取捨選択すればよいと助言しているという。

「今では古くなって通用しないところはあるが、やはり商売には勘が必要ですね」と笑っていた。

人間、誰しも歳をとれば老化し、血のめぐりも悪くなる。正常な老化でも物忘れ、知人の顔はわかっても、その名前は出てこないなどということは、日常茶飯《さはん》のことである。鬱が長引けば老化をはやめ、認知障害も現れる。朝食はとったのに、何を食べたか憶《おぼ》えていないのは老化による物忘れである。ところが、朝食をとったのにすっかり忘れて、うちの嫁は朝食を食べさせてくれぬと、近所にふれ廻るようになれば、ほんものの認知障害である。それを防ぐには、老いてなお好奇心をもち、物事を前向きに捉える努力が大切だといえる。

ただし、五〇歳代から起こりやすい、脳の萎縮によるアルツハイマー病もある。急激な進行が見られるようなら、専門医に受診して、鑑別してもらうことが大切である。現代ではアルツハイマー病およびそれに近い障害も増加しているといわれる。

人の世の無常

人間の苦悩は、事が思いどおりに運ばぬところから生ずる。それが現実の相《すがた》であり、これを仏教では四苦という。自らの欲望に振り回され、不安や猜疑心に悩まされ、気分が鬱屈するのは、人間の根本的な無智による。無明、つまり、闇のなかに漂《ただよ》っているからだとされる。四苦もまた無明から生じ、刹那の連続にすぎない。生じ、とどまり、消滅するという反復である。

喜怒哀楽の感情や、痛みの感覚などは定量化できない。それは数値に置き換えられぬ主観の体験の連続の世界であり、科学の対象になるものではない。視、聴、臭、味、触感のいわゆる五感は、外界と複合して主観の世界を織りなす。コンピュータがさらに発達すれば、人間に近い動きはできるかもしれぬが、情報をインプットしなければ作動しない。だが、一〇〇〇億もあるといわれる人間の脳細胞は自発的に動いている。

右利きの人は、右脳が快と感じなければ、論理的な左脳は作動しないという。快・不快の感情に左右される。眼は見えるだけで見ようとするものしか見ず、耳は聴こうとするものしかキャッチせず、聞こえているだけである。脳の記銘は、脳の運動系とのネットワークにより記憶を形成する。

人が動けば風も立ち、塵埃《ほこり》も舞う。知らず知らずのうちに他人を傷つけ、おのれも傷つく。それを引き曳って生きてゆくより仕方がない。グローバリゼーションのおかげで地球も狭くなった。現代世界は歴史の転形期を迎えている。国民国家などというものは、もはや時代遅れとなった感さえある。日本民族は何処《いづこ》へ向って歩んでゆけばよいのか、混乱の世紀、困難な時代に直面している。

新聞の書評欄で読んだが、前衛的な生け花で有名な中川幸夫という人がいるという。生け花に生命《いのち》を賭けた迫力のあった人である。だが、運命などというものはわからぬものである。それだけ気力のある人が、現在は認知症となって、故郷の香川でひっそり暮らしているという。素質的な遺伝要因という宿命《さだめ》が優勢だったからと思わざるを得ない。気力だけでは事は運ばない。

一三——老年と鬱、光速より早い異空間

精神構造の三層

いわゆる精神の健康とは、エレベーターのようなものである。三階建ての家に譬えれば、一階は子供、二階は社会人としての大人、三階は親の段階といえる。エレベーターが一階から三階までスムースに動いているのが健康である。会社で嫌な目に遭い、ムシャクシャした気分で帰宅した夫がいたとする。先ずひと風呂浴び冷えたビールで一杯と思ったところ、案に相違して妻は不機嫌な顔をしている。風呂もわかしてなければビールも冷やしてない。夫は気分的には一階の子供の段階にまで退行していて、母親に甘えたい気分になっていたのに冷水を浴びせられたようなものである。

だが、社宅に住んでいると隣近所とも顔をつき合わせねばならぬ。些細なことで隣の奥さんとトラブルとなり、夫が戻ったら憤懣《ふんまん》をぶちまけてやろうと手ぐすねひいて待っていた。夫に我儘《わがまま》を言われれば喧嘩にもなる。妻もまた一階まで退行していて、胸のつかえを父親に向って発散したいと待ち構えていたからである。妻に余裕《ゆとり》があれば夫の気分を察知して三階に昇り、母親らしく夫を受け容れられることも可能となる。

夫がリラックスして余裕が出たら、こっちも嫌なことがあってムカムカしていたと言えば喧嘩にはならぬ。少しぐらい喧嘩になったところで、来客があれば二人とも二階に座って、社会人としての応待は可能となる。一般的にいえば、女の方《ほう》が柔軟性に富み、現実と空想との間をスムースに移動できる素質がある。男というものは、概念の枠に捉われていて、その範囲内でしか動けない。

男女の性差

現在、長引く雇用不安で、若い女性の間に〈主婦願望〉が増加しているという。昔は農耕や漁撈、町の商家でも夫婦共働きは普通であって、単に役割分担があったにすぎない。男は職業として仕事、女は家庭を守るというイメージが定着したのは、サラリーマン階級という都会特有の生活スタイルが成立したためである。「主婦の友」をはじめとする夫人雑誌の果たした役割は大きい。必ずしも良妻賢母第一主義とはいえず、近代における男性の立身出世主義と組み合わせる形で出現してきた。妻を対等のパートナーとして尊重する、欧米タイプの社交術としても形式を模倣して、豊かな都市型の消費生活、かつての西欧の騎士像を浮かび上がらせ、スマートな理想の夫とも甘い結婚生活を夢想した流れの延長線上にある。

戦後の高度成長とともに男女共学、高学歴志向と相俟《あいま》って、大学やその学部数も急激に増え、その人たちも社会に出ていった。だが、受験戦争の過熱した一九七〇～八〇年代には高学歴社会に対する反発から大衆社会に迎合する風潮が生じた。背伸びしていた中堅大学では急速に下流化現象が進み、一流大学との格差も拡がった。大学も少子化時代の到来に、経営上の延命策として、実用的価値のある一般的な実学的な知識や技術を重視するに至った。学生たちも教養主義から身をひいて、大衆化に迎合するという大衆社会の幕明けとなった。

　東京の下町育ちの私などは、下町の人情気質《かたぎ》に同化しながらも、その反面、教養主義に憧れるという矛盾に悩まされた。だが、大衆社会化された現代の学生たちは、知的な背伸びをしなくとも、これでいいのだという雰囲気が拡がっているようである。しかも、戦後の男女共学により性の差別も薄れ、女性も自らの才を伸ばそうとする傾向が強まった。現代の若い男たちは草食男子といわれ、一般に野生的な闘争心が消え失《う》せたかのようである。

　女はエジプス期には母親から離れ、父親に惹きつけられる時期を迎えるが、男は乳幼児期に母親に依存したままの心性を持続する。老年期にさしかかっても、伴侶としても妻の世話をあてにしている。ところが、女は夫が死去しても、その当座は喪失感から悲しみに沈むが、時が経てば逞しく生きようとする。だが、男はつっかえ棒を失って孤独になる。寂寥感に襲われ鬱気分も持続しやすい。

　人はおのれの正体を掴むことはできない。自我とは、外なる自然（外的環境）と内なる自然（生けるものとしての内的世界）との境界をなす皮膜のようなものである。私たちは漠然と自己らしいものの存在を信じて日々を生きている。

神話と先端科学

古来から東アジアでは、人間は独立した個体とは見なされず、生命を運ぶ遺伝子の乗り物だと見なしてきた。モンゴルのある部族では、骨は父から肉は母から受け継がれるとする観念があるといわれ、女たちは側面から男たちを支えてきた。中国儒教は修身・斉家・治国・平天下を唱え、個人のエゴを否定して、孝を中心に据えている。忠による倫理・道徳を強調してきた。ところが日本に伝来すると変容して、主君に忠誠を尽くすことが求められ、忠孝一致の思想となった。平清盛は孝ならんとすれば忠ならずとして、父・清盛の思いあがりを牽制して、軍の統帥《とうすい》としての分限を守らせようとした。

古代の天照《あまてらす》伝説によれば、天照大神《おおみかみ》の天岩戸《あめいわと》隠れは、小惑星が地球と衝突し、地上の世界は何日もの間、闇に閉ざされたことを示しているという。暗闇となった洞窟の岩戸の前で、アメノウズメノミコトが神がかりとなって乱舞し、諸神を笑わせた。大きな笑い声のどよめきに、何事かと岩戸に隙《す》き間をあけて外を覗いたところを、手力男命《たぢからおのみこと》が強力に岩戸をひきあけ、大神を外に引き出したことで、闇の世界に光が射し、この世は明るくなったといわれる。

科学文明が発達した現代、自然に還れと言ってみたところで、いまさらもとには戻れない。昨年の九月、素粒子の一つ、ニュートリノが、光より速く飛んだというニュースに吃驚した。光より速い物体はないとするアインシュタインの相対性理論と矛盾する。反響は大きいが、まだ序の口でこれだけでは結論づけられぬとのことである。

今日、スペインのマドリッドを飛び立った飛行機が昨日、イタリアのローマに到着したということでもないことになる。物理学についてはまったくの門外漢であるが、素人《しろうと》の私にはナンセンスのように思われた。現在の技術では不可能であるが、どうなるものやらと不安になった。素粒子の網の目を拡大し、そのなかに入り込むことが可能となれば、異次元の世界に入り込める。

テレビの画面を見てびっくりしたのは、地球上にいる人物が、素粒子の向こうに見える自分を銃撃すれば、向こうの世界にいるおのれが仆れるというSF小説みたいな光景であった。そんなことが実現すれば、宇宙の秩序を乱した人間の思い上りで、人類は滅亡するのではないかと不安をおぼえた。

覚《さと》りに到達すれば、無明《むみょう》の闇《やみ》は一瞬取り払われ明《めい》の世界が眼前に立ち現れるが、再び下界に戻り、衆生の世界に回帰するという大乗仏教の教えに反するようなものである。このような技術が開発されれば、それこそ、神の選良であり、万物の霊長だと思い上った近代西欧の知識人たちの傲慢《ごうまん》であり、人類は手厚い天罰をくらうのではあるまいか。

二〇〇九年に亡くなったフランスの文化人類学者、レヴィ・ストロースは《世界は人間なしに始まったし、人間なしに終るだろう》と述べ、《限られた資源を食い荒らしながら、人類だけが異常に繁殖し、他の生物を絶滅に追い込んでいる。地球中心主義が地動説に葬り去られたと同様、人間中心主義もそろそろ終わりにしなければ》と、人間のおごりを戒めている。

宇宙やこの世界は多重であり、ブレーン宇宙などとは聞いたことはあるような、ないような気もするが、何のことやらわからない。量子測定の多世界という言葉まである。このたびの発見もそのなかの一つなのであろう。もとより多宇宙の観念自体は、地獄・極楽のように昔から存在したが、私などには絵空事《えそらごと》であり、譬喩《ひゆ》であると思われた。多宇宙の存在は、①初期条件が確立できない。②合わせ鏡と同じで無数の像を見ることができる。③理論が失敗して結論が出せない。などなど……。科学は普遍的だといったところで、こう錯雑してくると、ど素人《しろうと》の私などには皆目わからない。

非凡なる平凡

一九二二年、来日したアインシュタインはあちらこちらの電柱に、白昼電灯が点《とも》っているのに違和感を覚え、《おそらく、世界中で電灯を贅沢《ぜいたく》に使っている国は、アメリカと日本であろう》と言っている。

一九三三年（昭和八年）、作家の谷崎潤一郎は『陰翳礼讃《いんえいらいさん》』のなかで、《陰翳のあわいのなかにこそ、日本的なものがある》と言い、《暗い部屋に住むことを余儀なくされたわれわれの先祖は、いつしか陰翳のうちに美を発見し、やがては美の目的に添うよう陰翳を利用するに至った》と述べている。陰翳をおのれの内部にもつことで思考、さらには人間そのものに深みをもたらすと強調した。

私の知友、九大名誉教授の前田重治は、その著『芸に学ぶ心理面接法』のなかで、世阿弥《ぜあみ》の「花」について言及している。『風姿花伝』で、《花を知らんと思わば、まず種を知るべし、花は心、種は業《わざ》なるべし》と述べる世阿弥は、花と面白さと珍しさと、これ三つは同じ心なりと言っている。見る人の心に新鮮さが感じられ、満開の花の下に立てば、みずみずしい何ともいえぬ感動が湧く。それが珍しさであり、相手に感動を与えることが目的である。だが、いつまでも同じ境地に停滞することなく流れてゆく。いつしか心が洗われ、心が膨《ふく》らむような情感《妙なり！》と心に感得したものが花だという。

さらに《秘する花を知ること、秘すれば花なり。秘せずば花なるべからず》として、知ることが肝要だと述べる。秘事というものは、そんなものである。相手は想像をめぐらし、理想化する。人の心に思いもよらぬ感をさせるのが花だということである。その時々に応じて役に立つものが花であり、時に用いるをもって、花を知るべしというのが、世阿弥の結論だと前田は言う。到達して平凡に至るということである。

また、《目を前に見て、心を後に置け》。これを離見《りけん》の見《けん》という。自分から離れて相手と共感し、同心となることを意味する。そこから心を充分に動かして、身を七分《しちぶ》に動かすという心得が生ずる。何もしていないようで、心の動きは緩めていない。心眼で見ている対象は体《たい》（本体）であって、表面だけで見る対象は用《ゆう》であるとする。

初心忘るべからずという言葉はよく使われる。老後となっておのれに似合った芸を習得するということは、自分にとってはやはり初体験である。生涯、初心を貫いてゆくこと、行き止まりにならぬこと、それこそが奥義だと世阿弥は説いている。凡俗の人にとっては、至難な業《わざ》である。

芭蕉の弟子の去来は《流行を知らざれば風新《あら》たならず　不易《ふえき》は古《いにしえ》によろしく、後にかなう句なる故、千歳不易という。流行は一時一可変にして、昨日の風は今日よろしからず、今日の風は明日に用いがたき故、一時《いっとき》流行という》と、その著『去来抄』で述べている。不易というのは、過去においても傑《すぐ》れており、後世になっても価値があるから千歳不易という。万物が千変万化するのが自然の理である。俳諧にあっても不易を知らなければ、俳風は新しくはならない。だが、私のように、歴史好きではあっても、世俗の仕事との二足の草鞋《わらじ》をはいている人間にとっては、まさに言うは易く、行うは難《かた》しということになりそうである。

子供の頃、私は崔承喜の舞踊に憧れた記憶がある。師の石井漠が母方の祖父の浅草の借家にいたと聞いていた。マネージャーだった夫とともに、石井からバレエと朝鮮の民族舞踊を融合させることを奨《すす》められたという話が子供心にも鮮明に印象に残っていたからである。その後、日本の敗戦で朝鮮に引き揚げた崔夫妻は、ソ連の支援を受けていた金日成のグループに参加、朝鮮戦争後の権力闘争に巻き込まれていった。欧米でも公演した崔は、北朝鮮が自由を圧殺する独裁国家であると気づいた。人を見る眼がなかったといえるであろう。とはいえ、初心を貫き、北朝鮮の政治的圧力に抗し、さすらいの舞姫としてその生涯を閉じた。

一四――知ったかぶりと恥の文化

聞くはいっ時の恥

知ったかぶりもあまり面白くない。ここでまた、落語の話に戻したい。「転失気《てんしき》」という落語がある。ある在所の住職、負けず嫌いで強情《ごうじょう》っぱり、人に何か訊《き》かれても素直に知らぬとは言えない。体調を崩して医者に往診を頼んだ。帰り際に、《御住職、てんしきはありますか》と訊かれたが、てんしきの意味がわからない。何のことですかと訊《たず》ねるのも口惜《くや》しいので、生返事でごまかした。だが、気になって仕方がない。小坊主の珍念に、

「てんしきを知っておるか」

「存じません」

「以前にたしか教えたはずだぞ」

「忘れました」

「おまえはものを憶えようとしない。忘れたら聞けばすむと思うから油断があっていけない。前の花屋か横丁の御隠居のところへ行って借りてきなさい」

落語に出てくるような連中は知ったかぶりばかり。花屋は《一つあったが、床の間の飾り

物にしておいたら、知り合いがきて賞《ほ》められたから、土産にやってしまった》とのこと、横丁の隠居は《棚から落して割ってしまった》と言う。戻って住職に報告すると、「わしが教えたんではお前の身につかん。薬をとりにいったついでに、わたしからではなく、お前自身の心から出たように聞いてみなさい」

「先生、てんしきって何のことですか」

「放屁《ほうひ》のことじゃ」

「ほうひですか？」

「違う。『傷寒論』という本にある。気を転じて失うと書く。つまり、俗に言うオナラのことじゃ」

《こりゃ住職も花屋のご隠居も誰《だ》ぁれも知らないんだ。こうなったら意地悪なお師匠さんをへこましてやろう》と、いたずら心を起こす。薬をもらって寺に戻ると、

「お住持さま、てんしきとはお盃のことだそうです」

と報告する。住職はにっこり笑い、

「そう、まさしく盃のことだ。呑酒器《てんしゅき》……フゥーン、なるほど」

と嬉し気《げ》である。《盃ならいいものがある。先生に自慢の品物をお目にかけよう》目論見《もくろみ》はズバリ的中、珍念、部屋に戻るとひっくり返って笑いこけた。

翌日、先生御来診。

「先生、実はてんしきがございました」

「ほほうっ、それは何より……」

「とっておきのものがございますから、是非とも御覧にいれとう存じます」

「いやいやッ、それにはおよびません」

「珍念、何をクスクス笑っているのじゃ。てんしきを持っておいでっ」

珍念、うやうやしく盃を持ってきた。

「さあ、先生、これでございます。九谷の上物《じょうもの》で」

「これは見事な盃で、私どもでは、てんしきとは放屁のことを申しますが、寺方《てらかた》ではてんしきとはどういうわけで……?〉

さては珍念め、はかりおったかっ! 苦しまぎれの弁解で、《盃であまりすごしますと、ブゥブゥが出ます》。酔ってクダを巻くのをブゥブゥというのにひっかけたオチである。

死は熟《う》れた果実

排泄とは、排便と排尿のことをいう。排泄に故障がきたすのは、大腸癌や膀胱癌などがあるが、早期に対処すれば生命《いのち》にかかわるような大事《おおごと》にはならない。また、排泄機能の低下には、排尿困難、頻尿、尿失禁に便秘や下痢などがある。身体の調子をくずすと、下痢になったり、便秘になったりする。どちらかに傾いてコントロールしにくくなる。

便秘が続くので緩下剤を服用したところ、下痢が続いてしまうことがある。ものも長年使えば錆びたり、ひびが入ったりする。生きものとても同じである。だが、失禁ともなると狼狽《ろうばい》する。みっともない、恥しい気持ちに襲われる。いよいよ使用不能の身となり、年貢《ねんぐ》の納め時かと諦めたくもなる。特に女性の場合、尿失禁は秘められた深刻な苦悩となる。専門のクリニックもあるくらいである。日本文化は恥を知る文化ともいう。とはいえ、この世におぎゃーっと生まれたからには、そんなことにめげていたところでつまらない。

世はまさに高齢化社会である。老年期の痴呆も社会問題となっている。実際の記憶、あとからインプットされた記憶とが入り交じっておのれを形成している。《太陽と死は、じっと見つめられぬ》というのも真実である。とはいえ、老いることにも死ぬことにも経済問題がつきまとってくることは避けられない。

キケロは『老年について』で、四つのことを挙げている。①公的活動から退く、②肉体的な衰弱をともなう、③快楽を奪いとる、④死が近い。とはいえ、さまざまなことを考え、心に浮べることができる。節度のある酒をたのしむことも可能である。以前に味わった豊かな想い出を愉しむこともできる。死もまた、熟れた木の実が木から落ちるような自然のことである。

やはり、人と人とのつながりこそが大切である。認知症となった老人に対しても、その人を支えてきた自尊心に敬意をもって接すべきである。江戸時代中期の武士・知識人、横井也有《やゆう》は『鶉衣《うずらごろも》』で世に知られる。《春よみしふみは秋たどたどしく、またもくりかえしみる時は、只《ただ》あらたなる文《ふみ》にむかう心地して、あかず幾たびも面白ければ》と述べている。

私たち戦中派より前に生まれた人たちは、満州事変で軍隊に借り出された過酷な運命を味わった。詩人の石原吉郎は敗戦後、八年に及ぶシベリア抑留された。重労働と飢餓のなかで失語症となったが、帰国後、『失語と沈黙のあいだ』などの詩を書きはじめた。過酷な状況のなかで生き延びるための言葉。いっ時は無力になっても、長い時を経ての心の叫びは私の心にも響くものがある。

癌で死亡する人の多くなった現代、いかに癌と直面するかが問題となっている。癌におかされて逝《い》った癌センターの医師の多くは、臨死の病床にあっても、神仏に帰依することを拒み、死後の世界を認めなかったと聞いている。自然科学の使徒であることに誇りをもったからには、それはそれで立派なことである。

今から四〇年以上も前、外科の友人から、高名な僧が癌で亡くなった時の話を聞かされたことがあった。真実を告げてくれと言われ、癌の末期だと告げたところ、その日から何も食べなくなった。人間なんて弱いもので、生への執着がいかに強いか。告知で絶望した高僧と て、所詮は人間だと友人は語った。

私はそれに反論した。死期を知って断食《だんじき》の行《ぎょう》に入ったに違いない。告知を受けてからの日常の様子をよく観察せずに軽率なことを言うべきではあるまいと言うと、友人はそういうことだったのかもしれんと頷《うなず》いた。もとより現場を見ていない私である。小賢《こざか》しげなことを言ったが、真偽のほどは明らかではない。本当に内心では半狂乱になったという可能性は皆無とはいえぬ。

ソウル特派員だったアメリカのバーバラ・デミックは、一九九〇年代以降、厳しい食糧難を経て、いかにして北朝鮮から韓国に脱出してきたかを克明に述べ、北朝鮮で今も過酷な生活を送っている人たちは、ひたすら何かが変わるのを待っていると結んでいる。

私たちの世代は、兵士となって戦地に赴《おもむ》くとなれば、当然、死と対《む》き合わねばならなかった。昭和十八年十二月一日、富山連隊に入営することになっていた私は、その直前、夢を見た。荒涼とした大陸の前線で塹壕《ざんごう》に入って敵と対峙した夢であった。小雨のシトシトと降る黄昏時《たそがれどき》、塹壕も冷えこみ足もとからは冷気が這《は》いあがってきた。正面の敵を見据えていると、突然、思わぬ方向から敵の別働隊が突撃してきた。咄嗟《とっさ》に手榴弾を投げたが、不発であった。

銃剱を構えて立ち上ると、相手の顔は私のすぐ前にあった。私より二、三歳は年少の、一八か一九歳の、いかにも農家の出身らしい中国兵であった。顔面蒼白となって顔を引き攣《つ》らせている。カッと眼を見開いた形相の裏には、まだ幼さ顔が残っている醇朴《じゅんぼく》そうな顔があった。つっと親しみを覚えた次の一瞬、相手の銃剱は私の胸に突き刺さっていた。あァ、死ぬなんて呆気《あっけ》ないものだと思った時、眼が覚めた。

敗戦後の九月の半ば、千葉の九十九里浜から復員してきた私は、半月ほど北信州の父の生家で温泉に行ったりして静養した。一〇月の初めに東京に戻ると、早稲田に復学した。小学校六年の終わりにジフテリアで入院して、一年遅れて入学した私は、同級生たちより一年下の学年に編入されていた。学校に出てみたがつまらない。この先、自分の一生どうなるのかと考えあぐねて、茫然と畳の上に寝転《ねころ》んでいた一〇月の初め。私のような不器用で手先も鈍《にぶ》い人間は、医者にでもなって手に職をつけねばと、ねじり鉢巻《はちまき》で猛然と勉強をはじめた。とはいえ、微分、積分の何たるかもわからぬ私には、医学部を受けたところで受かるはずはない。旧制高校か予科からやり直すほかはないと決心した。

厭世観と自殺

中高年の憂鬱症は、落葉樹の葉が枯れ落ちる晩秋の季節に起りやすい。心細くなって寂寥感に襲われるためである。このたびの東日本の大災害で家族を失い、避難所で不自由な生活を強《し》いられている中高年の人たち。孤独の寂寥感に堪えかねて自殺する人が相当数いるという。そうなると、生きるという執念を持ち続けることもまた難しい。

京都画壇の日本画の巨匠、竹内栖鳳の「春雪」という絵を見たことがある。七九歳でその生涯を閉じた、その半年前の作品である。大粒の初春の淡雪《あわゆき》が舞い降りる舟のへさきに止まって、ジッと寒さに耐えている一羽の老残の鴉《からす》がいる。自らの死の近づいたことを知った人の、寂寥感をともなう枯淡の心境がにじみ出ている。だが、一般の人たちはそうはゆかぬ。死に急ぐのも無理はない。生命エネルギーが低下すれば感情も衰弱する。このまま生きていたところで周囲にも迷惑をかけるだけだと自らに見切りをつけたくもなる。何事にもやる気の起こらぬおのれ自身に嫌気《いやけ》がさし、厭世《えんせい》的となって自殺を考える。

一五――ノーベル賞と孔子賞

医療機器の進歩

歳をとれば衰えるのは当たり前。物忘れなどは日常茶飯事。なんとか思い出そうとしても思い出せぬということもしばしばある。記憶の片隅から何とか引っ張り出そうとしても、出てこないとなるともどかしい。加齢にともなって、脳細胞が一日で一〇万個も脱落してゆくと思えば仕方がないが、どうも面白くない。友人とのんびり喋っている時、映画の話になって、あの俳優は誰だっけ、顔は浮かんでくるが名前が出てこないこともしばしばある。記憶なんて、ひとつ一つが脳のなかの決まった部位にキチンとおさめられているのではなく、絡み合って水中に浮かんでいるようなものである。

脳科学も進歩して、近頃はコンピュータの断層撮影と陽電子断層撮影を組み合わせたDET・CTなんてものがある。組織や癌の活動状況を見つけだすのに有効だといわれる。検査前には五〜六時間は絶食、注射されて一時間、安静してから、筒《つつ》状になったカメラのなかに仰向けに寝ているだけで、痛くも痒くもない。友人に奨められてやってみたところ、加齢相応に脳が萎縮しているだけで、心配ないといわれた。いわゆる正常なボケである。

何年か前、駅のホームで久しぶりに、顔見知りの知人とバッタリ出遭った。しばらく当たり障りのない話をして左右に別れた。顔はよく見知った後輩に間違いないが、誰だったか忘れてしまっていた。ところが、翌日、同じ時刻に、同じ駅のホームで出遭った。やむなく、《ところで君は誰だっけ》と訊ねたところ、《先生、私を忘れたんですか》と言われてしまった。精神科の後輩で、その後、音大に入り直して、音楽療法の著名人となっている村井靖児という後輩であった。その直後、たまたま講演会の講師を誰かにと頼まれ、彼を推せんして話してもらったことがあった。

一方、忘れたいと思っても忘れられぬ、つらい記憶や嫌な経験もあり。忘却の彼方《かなた》へと消え去ってはくれぬ心的外傷（トラウマ）である。

駿馬《しゅんめ》も老いれば駑馬《どば》にも劣る

ノーベル賞の創設者ノーベルの父は、技術屋で発明家であった。地雷などを発明して軍需工場を経営した事業家でもあった。だが、長男として生まれたノーベルは文学に深い関心を抱き、詩人を夢見た。しかし、一七歳の時、傑《すぐ》れた技術者や研究者に学ぶよう父から指示され、二年間、海外に留学した。技術者への道を歩ませようとの父の意向による。

事業者で多忙であったノーベルだが、文学への思いは冷めず、晩年には戯曲をも書いた。

不安定で爆発しやすいニトログリセリンの改良を重ね、扱いやすい強力なダイナマイトを発明し、トンネルや土木工事に盛んに使われ、事業は成長して国際的な規模となり、莫大な利益をもたらした。ところが、高性能のダイナマイトは、戦争の道具として利用されるに至った。その心の痛みが、ノーベル平和賞創立の動機となった。

その一方、学術研究にも眼を配り、生理学、医学、物理学、経済学への賞とともに、文化賞をも設けるに至った。ノーベルの評伝には《思考する力は、人を幻想の旅へと招き、限りある視野を越えて新たな地平へと誘う。狂おしくも果敢に束縛から逃れ、欺《あざむ》くことはあれど、人の心は惹かれてゆく》と記されている。

他方、平和賞は《国家間の友好を深め、常備軍の縮減・廃止や、平和会議の開催・推進に最も貢献した人物に授与する》とのノーベルの遺言を基《もと》に創立された。

日本人では一九七四年、「非核三原則」を提唱した佐藤栄作元首相が受賞している。その後は一九七五年、ソ連の物理学者サハロス、一九九一年、ミヤンマーの民主化運動の指導者、スーチンへの授賞があったが、この時には出身国は激しく反発している。二〇〇九年にはアメリカ大統領オバマへ、続いて二〇一〇年には中国で服役中の民主活動家、劉暁波が受賞している。平和賞が政治性を強めてきたことを象徴している。この授賞は世界第二の経済大国になった中国に、《責任ある大国》として、人権尊重や民主化という普遍的な価値観を受け入れるよう迫る狙いが込められていた。

中国は《内政干渉に断固反対する》と激しく反発。劉夫妻の出席を認めないばかりか、各国にも出席しないよう圧力をかけている。本人もその親族も出席しない授賞式は七五年ぶりのことであった。受賞者の座るべき席は空席で、傍《かたわ》らに写真が飾られた異様な光景は「中国異質論」を際立たせた。

中国はノーベル賞に対抗すべく、孔子賞を創設したが、受賞者は授賞式に出席せず、結局、孔子賞はとりやめられたと聞いている。一九五八年から六二年にかけて、中国に大飢饉が起こり、飢死者三六三〇万人、出生減は一六二四万人と推定されている。国家主席の劉少奇は《三分の天災、七分の人災》と指摘した。

当の毛沢東も《中央の犯した誤りは直接的には私の責任、間接的にも私に責任の一端はある》と、その生涯に一度、自己批判をしている。毛は大躍進政策の失敗により、劉により罪状の数々が糾弾され、自らの栄光が抹殺されることを怖れ、その猜疑心から、文化大革命へと猛進していったといわれている。駿馬も老いれば、駑馬にも劣るということなのであろうか。

長閑《のどか》な時代

落語の世界はのんびりしたもので、「夏の医者」という噺がある。

辺鄙《へんぴ》な村里の勘太おやじも歳をとった。夏の暑さにこたえて食欲も落ち、患いついてしまった。評判の孝行息子はただ狼狽《うろた》えるばかり、伯父に相談すると、村には医者はいないが、六里離れた一本松に、らしき人がいる。本職は百姓だが心得《こころえ》はあるらしい玄白老。

伜《せがれ》はさっそく山裾《やますそ》を廻って、六里の道を汗だくになって迎えに行ってみると、玄白老人、褌ひとつで草むしり、気負い込んで往診を頼んだが、先生いたってのんびりしたもの。《慌

てることはない、あと二坪ばかりむしってから出かけるから、まあ、一服しながら待ちなせェ……！〉

やがて黄ばんだ単物《ひとえ》の上に薄羽織をひっかけ、鼠色の足袋に日和下駄、網代《あじろ》の笠という恰好はどうみても医者には見えない。薬籠《やくろう》を倅《せがれ》に持たせ悠然たるもの。

「おめえ、どこの倅だっけ。勘太さん？　おお瘤の勘太さんけ。若《わけ》え時分よく野良《のら》こいたもんだ。まあまあ慌てなさんな。おらが見舞ってやれば大丈夫だから……」

山越えの近道があるからと、急坂を登りつめて頂上に達した時は、二人とも汗びっしょり。松の切り株でまず一服。《おお、いい風が通るなァ、ところで今年の野菜のできはどうだ？》。野菜なんてどうでもいい。病人を抱える倅は気が気ではない。《汗もひいたで先生、そろそろ》といいかけると同時に、辺り一面、日暮れでもないのに急に真っ暗くなり、生臭く妙に温かい。

いぶかる先生、はたと気がついた。《そうだ、この山に古くからいる大蛇《うわばみ》に呑まれたらしいッ、このままじゃ二人とも溶かされるッ》。ふるえおののく倅をよそに、「騒いだってはじまらねぇ」と、薬籠のなかから下剤の大黄の粉《こな》を取り出して、あたり一面にふり撒《ま》いた。効果てきめん、うわばみの奴《やつ》、苦しみもがき始め、ドタリバタリと七転八倒、闇のなかに微《か》すか光り、有難や、尻の孔《あな》。ドゥッとばかり草むらに下《くだ》し出されて命拾い。《ウヘッ……臭い！》

ようようにして家に辿り着き、まずは小川で水を浴び、おもむろに診察した。

「どうやらただの食あたりだな……。なんぞか、えらく食ったものは？」

「父っつあまは、萵苣《ちしゃ》の胡麻《ごま》よごしなもんで」

「どのくれえ食った……？　そんなにか……、夏の萵苣は腹に障《さわ》るといってな。わけはなえ、薬服《の》めばすぐ治る。伜さんよ、薬籠を出せ」

「あッ、しまった！　薬籠をうわばみの腹ン中に忘れてきた」

「困ったな、まあええ、もういっぺん、呑まれて取り戻すべえ」

たいして気にもせずに玄白老、再び山に登ると、さっきのウワバミ公め、土用さなかの下痢症状でグッタリ痩せこけて、松の枝に大きな図体《ずうたい》をダラリと垂れかけて虫の息。

「ああ、ここにいなされたか。さっきの医者だが、忘れ物の薬籠を取りにきた。すまんが、もう一度呑んでくださらんか」

「もうダメだ、夏の医者は腹に障る」

　これを演じた円生は、

　　呑まれべえ　飄々《ひょうひょう》と行く　夏の医者

と一句ひねり出している。

一六――歩くことと御嶽登山

人は無明の住人

人間とは自然界からはみ出した生きものである。二本足で直立することで、手が自由に使えるようになり、脳の容積が拡大しても、その重みに耐え、均衡を保てるようになった。人間の脳の容積はチンパンジーの三倍もあるという。音声を発するのは他の生きものたちと同じで、信号として機能したのであろう。だが、言葉が生まれ、文字が考案されると、文章による伝達も可能となる。単なる信号による交流という手段を超え、観念の世界を現出させた。

人は他の生きものたちのように、本能的に刻印された本能欲動により、生存・繁殖のために食を求め、敵から身を守るために攻撃するだけではなくなった。想念の世界は一人歩きして、単なる生物学的な体質遺伝や気質遺伝と並存して、文化遺伝として沈殿した。それは口《く》承《しょう》・伝承と相俟《あいま》って、子孫に引き継がれ、文化の花を咲かせるに至った。とはいえ、互いに独立した個々の人間が、主観の上での微妙なズレもなく、完全にわかり合えるなどと思うのは、幻想もいいところである。

仏教の大乗起信論には《忽然《こつねん》として念起こる。無明という》と説かれる。無明とは闇であり、煩悩や我執《がしゅう》の蠢《うごめ》く妄念の世界であり、混沌（カオス）である。

「念」とはすでに言語化された想念の発想である。後代、フランスの精神分析医ラカンも、無意識の底に生起する欲望もまた、すでに言語化され、構造化されたものであると指摘している。意識化された欲望は、権力や富や支配への欲望に変貌する。エロティシズムもまた、生物学的な本能欲動が文化的な化粧を施《ほどこ》した想像力によるイメージの喚起となった、欲動としてのセックスである。

人の一生などというものは、所詮は、舞台の一方の袖から他方へと通り抜ける通行人のようなものにすぎぬ。スターといったところで一瞬、舞台の中央で脚光を浴び、見得《みえ》を切るだけのことである。とはいえ、その一瞬の光芒《こうぼう》のために執念を燃やすのもまた、人間の宿業《しゅくごう》である。個人には個人のエゴがあるが、集まって集団となれば、集団としてエゴが生れる。欲望に振り廻されて、あくせくと生きるのが人間の宿命《さだめ》といえるのかもしれぬ。

上手な歳のとりかた

人は生まれた以上、老・病・死は避けられぬ宿命である。現世《げんせ》のさまざまなストレスに圧倒され、憂鬱となって死を望むこともあるが、一般的には健康で長生きしたいと思うのが人情の常である。長生きするためには、身体の老化現象をできるだけくいとめることが必要である。それには歩くことが大切だといわれる。

元来、歩くということは餌を求めて移動することに始まっている。しかも、移動するということは未知の世界への期待と不安を含んでいる。とにかく、出歩るかないことには話にならぬ。この世に背《せ》を向ければ視野もせばまり、まわりが見えなくなって、自分だけの世界に閉じこもり気力も萎えてくる。歩くということは気力を賦活《ふかつ》させることでもある。

私より五歳年少の知人は、つい最近まで元気がよかったが、根は神経質で毎年人間ドックに行って体調をチェックしていた。ところが最近になって食欲も落ち、外出する気力も衰えたという。食べるということは一つの快楽である。時には美味《うま》いものを食べ、一杯やる気もないとなると、味気なくなる。それには歯を大切にして噛む力を温存させることが必要となる。

近頃は喫煙に対してもうるさくなった。煙草の害が宣伝され、しかも傍らにいる人が煙害に曝《さら》されるという。そうなると、煙草を吸うのも肩身が狭い。しかも、税の歳入の足しにと政界では煙草増税も課題となっている。しかも煙草は官製で輸出もしている。いっそのこと、煙草も麻薬扱いにすれば、製造禁止となり、誰ものめなくなる。

二年ほど前、私はレントゲンで肺気腫といわれ、禁煙を指示された。肺の一部が石灰化しているという。私は反論した。私は煙草を吸った覚えはない。ふかしているだけである。一部は肺にゆくだろうがたいしたことはない。喉頭癌の疑いがあるというのならわかるが、納得がゆかぬと、レントゲンを再精査したところ、若い頃、知らぬうちに肋膜炎にかかり、そこが石灰化していると判明した。

そもそも、私が煙草をふかすようになったのは、軍隊に召集されて半年後のことである。当時の軍隊では煙草が配給されていたが、私は煙草を吸う人たちにあげていた。ところが、連隊の半数は満洲に派遣されることとなり、連隊の編成替えが行われた。そうなると演習どころではない。内地に残留する者たちは、近くの中学校の体育館に寝泊りさせられた。馬の飼料として草刈りに行かされるだけで、やることがない。まさに《小人、閑居して不善をなす》である。私も煙草をふかし始めた。

後年、丸の内の工業クラブのパーティに出席したことがある。煙草をふかしていると見知らぬ人に声をかけられた。《あなたはお医者さんだということだが、酒も煙草ものんでいますね。私はこの七月、人間ドックで、肝臓にわるいと酒も煙草も、ゴルフも禁止されました》と言う。《この六月、常務になったので張り切っていたのに、八月頃から気力もなくなり、九月頃から憂鬱になってきましてね》ということであった。大企業の幹部社員であった。十月の半ばであった。

《それはまずい。人間、一度にすべての欲望を禁止されては気分が鬱屈する。どれか一つは免除してもらうよう相談したほうがいいですよ》と答え、孫子の兵法をつけ加えた。山城《やまじろ》を攻める際には、一ヶ所、逃げ道をあけておく必要がある。退路を断たれたとなると、死にもの狂いで立ち向ってくる。逃げ道があれば、戦意を失って退却しようとする。そこに待ち伏せして一斉に攻撃すれば、敵を殲滅《せんめつ》することができると。それから半年たった四月のことである。病院に訪ねてきた。

《おかげで元気になりました》と礼を述べ、細長い箱入りの文明堂のカステラを置いていった。カステラは父親の好物なので、家に持って帰ってあけてみると、御礼と書かれた一〇万円が入っていた。

気力は生命《いのち》の源泉

人間、気力が萎えてはおしまいである。足腰が思うにまかせず車椅子の生活では情けない。もはや、おのれの身体《からだ》も使い納めの時がきたかと、諦めの気持ちになるようでは、中高年を明るく生きることはできない。

入院した私はギブスをはめられた。二週間後にはコルセットをつけて、ようやく動く様子に社会生活に戻るのは無理と思われたようである。入院中にリハビリをはじめ、やや回復してからは車椅子で院内の廊下を往復した。見舞いにきた人たちは、案外元気なのにびっくりした。気のもちようである。患者さんのことも気になるし、会社のことも心配である。入院して半年、退院して四ヶ月たった十二月のはじめ、車椅子で病院に行き、会社に出た。

赤坂で一人五〇分の精神療法。車椅子では目線が高くなり、患者さんと対等の位置にはならぬ。受付の女性に、車椅子からゆったりした診療用の安楽椅子に移してもらった。診療が終わると自分では車椅子には移れない。患者さんに支えてもらって移動し、トイレに行ったりした。思いもかけず、患者さんとの距離はかえって近寄り、気やすくなった。怪我の功名とはこのようなことを言うのであろう。

今から何年か前のことである。テレビの画面に両手両足のない人が車椅子に乗って、口に筆を銜《くわ》えて絵を描いているのに、度肝《どぎも》を抜かれた。まだ若い人であった。アナウンサーの話によれば、高校の先生をしているという。普通ならわが身の不運を嘆き、絶望して何もやる気が起らぬであろう。人間その気になればやれる。気力の問題だと思い知らされた。これだけの気力があれば、憂鬱なんかになってはいられない。

若い人が鬱状態に陥ち入るのは春が多い。二月末から三月にかけて水もぬるみ、体内のホルモンの動きも活発となる。四月に進学したり社会人となった若者、特に地方から都会に出てきた人のなかには、適応がうまくゆかず郷愁にかられて鬱になる人も多い。五月病といわれる。

ところが、中高年の鬱は晩秋に多いという。樹々《きぎ》の葉は色づき地に落ちる。憂愁の思いに捉われ、感傷的にもなる。内的な葛藤を抱えている人は鬱状態となりやすい。

人の一生などわからぬものである。私などは自分では分裂気質というよりは、躁鬱気質のほうが表面《おもて》に出ているように思っている。頭の血の巡りがわるいのに、素頓狂《すっとんきょう》で楽天的な要素が強い。劣等感も強いくせに一人っ子の甘えん坊で、大らかな愛情に充たされぬ欠乏感もある。母親は楽天的でいいところもあったが、江戸っ子の末娘で、おきゃんで我儘な傾向が強かった。だが、その底には、強迫的なところもあり分裂気質だった父への対抗心もひそんでいる。私とて時には、私のようなガサツ者でも、みんなに支えてもらって、八八歳の今日《こんにち》までよくまあ生き永らえてきたものだと思うこともある。生まれちゃったのよで、これも一つの運命であろう。

御嶽登山講の思い出

小学校五年の夏休み、父親に伴われて初めて木曽の御嶽《おんたけ》に登った。三〇〇〇メートルを超える高山である。木曽福島の駅で降り、土産物屋で草鞋《わらじ》にはきかえ金剛杖を買った。駅でバスに乗り換え黒沢口の旅館についた。すでに北信州の人たちが八〇人ほど先着していた。一、二度は会ったことのある大先達《せんだつ》の姿も見えた。白足袋に白装束、白い鉢巻きをしめて顎から長い鬚《ひげ》を垂らしている。登山講の人たちもみんな白い法被《はっぴ》を着ているのに、父親と自分だけが普通の服装なのに、いささか気がひけた。一行には田舎の叔父の姿もあった。一合半まで登って里宮に参拝。夜空を仰ぐと、都会では見られぬ澄み渡った星群の輝きが、夜空一面に散らばっている。東方にひときわ強い光芒を放っている星が、暁《あけ》の明星だと教えられた。

二列縦隊となった信者たちの先頭に立つ山先達《やませんだつ》が松明《たいまつ》を掲げている。信者たちにまじって歩く先達たちの腰につけた鈴がチリンチリンと響いてくる。行列が途切れぬための合図のしるしである。未明の二時立ちであった。山道を黙々と歩いてゆくと、時折、先頭から声がかかる。《六根清浄《ろくこんしょうじょう》、御山《おんやま》快晴》

みんなで声を合わせて唱和すると、疲れも抜けるような気がした。五合半の見晴《みはら》し小屋で一泊。このあたりは標高一六〇〇メートル、右手には乗鞍の雄姿がクッキリ雲の上に浮び、はるか彼方に槍ヶ岳の山頂も微かに見えた。ここで一泊。翌朝も未明の出発であった。

山頂に近い九合半の山小屋は、さまざまな地方から来た登山講の人たちで、足の踏み場もないくらいギッシリ詰まっていた。山小屋のおじさんの話によると、江戸時代には各地に御嶽登山講があり、明治七年、御嶽教として統合されたとのことであった。熱海、愛知、滋賀と大阪だったか奈良だったかは忘れたが、四つの登山講は信者も多く財力もあり、その大先達は大教正《だいきょうせい》の位《くらい》にあるとのことであった。北信州の登山講の大先達である三井耕心という人は中教正だが、御嶽教屈指の大行者だと聞かされた。子供心にも信仰の世界にまでも、浮き世の現実の影がさしているように思われた。チラッと不快感がよぎったのを今なお記憶している。

父親の隣に寝た私は、真夜中に人の動く気配で眼を覚ました。薄眼《うすめ》をあけてみると、すっかり身支度《みじたく》を整えた大先達が、あがりかまちに腰かけて草鞋の紐を結んでいる。寝呆《ねぼ》け半分に起きあがると、服を着てあがりかまちに行き、草鞋をはこうとした。眼が覚めていても不器用でうまくゆかぬのに、朦朧としていてはうまくはけるはずがない。三井大先達が無言で草鞋の紐を結んでくれた。

大先達のあとについて、一歩、足を小屋の外に踏み出すと、三〇〇〇メートルを超える山頂は漆黒《しっこく》の闇に包まれていた。何ともいえぬ底知れぬ静寂が、ヒシヒシと全身を掩《おお》い包んだが、大先達の姿を見失わぬようついてゆくだけで精一杯。別に怖《こわ》いとも何とも思わなかった。頂上に辿りつくと、大先達は祠《ほこら》の前に座し、眼を半眼に閉じて手で印を結んだ。厳しい表情で言葉一つかけてくれない。午前二時、丑三《うしみ》つの刻であった。荒涼とした真夜中の山頂は、寂《せき》として音もない。空を仰ぐと星の光が、チカチカと満天に鋭く短い光芒を放ち、流れるように忍び寄る乱れ飛ぶ夜霧にたちまち掻き消される。背すじにまで染みこんでくる。冷たく透きとおった暁の大気に、思わず身震《みぶる》いする。

岩蔭にひっそりと身をひそめ、夜風を避けてジッとしていると、高山の希薄な空気に耳の奥がジーンと響く。あたり一面を掩《おお》いつくした一面の雲海は、谿底《たにそこ》深くまで夜の闇のなかに沈んで、下界を完全に遮断しているように思われた。大先達は端然と座して印を結んだまま、身じろぎ一つしない。這い松一つだにない岩肌の山頂は、広大な夜の天空に掩われて、微かな音すらも伝わってこない。まさに恐るべき静寂であった。

どのくらい時間が経過したのか皆目《かいもく》見当もつかなかった。大先達はやおら体を起こして座り直すと、祠に恭々《うやうや》しく礼拝をすませ、何事もなかったかのように下りはじめた。慌ててあとをついて山頂を降りた。山小屋に辿りつくと、数人の人たちが起きていて、二人の姿を見てホッとしていた。夜中に眼を醒《さ》ました父親が私の姿のないのに気づいて騒ぎになった。トイレに起きて足を踏みはずし、谿底に転落したかと蒼《あお》くなったらしい。叔父やその近くに寝ていた父の生家の近所の人たちも驚き騒いだが、大先達もいないとわかって一緒について行ったのであろうと、ひと安心したとのことであった。

父親は、朝は六時に起きて、祝詞《のりと》、不動経、般若心経を一時間も唱えるのが日課となっていた。おまえも中学三年にもなったからには、毎朝、神棚と仏壇にお灯明《とうみょう》と線香をあげ、拝んでから学校に行けという。だが、起きがけに顔をブルンと洗い、塩むすびをほおばって家をとび出すのか精一杯。私にとっては所詮、無理というものである。もう一五分早く起きろと言われても、そう簡単には眼はあかない。強制されること自体も面白くない。黙って聞き流していれば時は過ぎてゆく。

田舎の旧盆もすぎた八月中旬すぎ、ひょっこり三井大先達が上京してきた。所用のため上京したついでに立ち寄ったという。何度も洗濯した洗い古した木綿の粗末な着物に、山羊髭のような長い髭を垂らした姿からも、質素な日常が偲ばれる。恍《とぼ》けた表情でニコニコしているが、眼光だけは鋭い。

突然の来訪に父親は恐縮して、とりあえず二階の居間に通して茶菓の接待をする。電話がかかってきたため、型通りの鄭重な挨拶をすますと中座した。その隙《すき》に思いきって質問した。

「この世の中に、神様や仏様なんているんですか」

大先達は顎鬚をまさぐりながら、眼を細めてニコリとした。

「いない」

「えッ」

唖然としたのは私であった。御嶽教といえば神仏習合の山嶽宗教だと聞かされている。からかわれているのではないかとわが耳を疑った。

「神や仏の姿は、人間の想像上の産物で、実際にいるわけではない」

「じゃあー、どうして信仰するんですか」

「仏像とか神像は作られたものにすぎぬが、それを作った人の思い入れというか、魂がこめられていると思えばよい。本当は大自然の摂理、宇宙の心霊をかたどったものだが、そこには人間の想像が入り込んでくる。昔の普通一般の人たちは、眼に見える形がそこにないと安心できなかったから、自然とそういうことになる」

「へえッ、宇宙の心霊なんてあるんですか」

「じゃあ、改めて訊くがね。こころはあるのかね」

と、大先達は微笑しながら私を眺めている。

「では、ここに出して見せてくれと言われたらどうするかね」

返答に窮して私は黙ってしまった。

「昔から農家の人たちは素朴に信仰してきた。素直な気持ちで御神体や仏像を拝むが、都会のインテリは理屈をこねる。だが、なかには理屈で考えた上で、そこを突き抜けて信仰に入る者もいる。信仰への道は決して一つだけではない」

ごまかされているような気がしないでもない。府立五中は西欧的な自律の精神を校風としている。仏教や神道を時代遅れの蒙昧《もうまい》さの現れ、進歩の敵として無関心を装ってきた。明治以来のいわゆる知識人たちの影響は、当然、自由主義を介して中学生の心にも及んでくる。

父親が居間に戻ってきたので話はそれで途切れた。ゆっくりと茶をすすりながら、大先達はおもむろに修行時代の話をはじめた。

寒気に凍てつく真冬の北信州の山麗、月の出から月の入りまで、井戸端で水桶に張った水を杓《ひしゃく》で頭からかぶりながら、一晩じゅう般若心経をあげ続けるという。聞いているだけでも凄《すさ》まじい。山あいの夜空に月だけが皓々《こうこう》と照り輝き、魑魅魍魎《ちみもうりゅう》の跋扈《ばっこ》しそうな気配のなかで、ただ一人経文を唱えながら間断なく水を浴びる光景は想像を絶するものがある。絶えず水をかぶっていないと凍《こご》え死にするという。しかも、筵《むしろ》を敷いておかぬと地息《じいき》で体が腐るという。大先達の左足の小指はつけ根からなくなっていた。小指だけが筵からはみ出していたのでやられたと、大先達は苦笑していた。さすがに凄い修行をする。

修験《しゅげん》の人となるには我執《がしゅう》を去り、無心の境地に入ることができなければ、ものにはならぬ。私心がまじるようでは野孤禅《やこぜん》と同じで、善良な人びとを惑わす邪教となるという話である。父親は頻《しき》りに頷きながら感心して聞き入っている。

日頃、府立五中で肌に感じるものとはまったく異質の領域である。別世界の話を聞かされているようで、わかるようでわからぬ戸惑いを覚えた。

一七——「蒟蒻《こんにゃく》問答」と「百年目」

咄嗟の気転

野孤禅という言葉が出てきたが、それは自分では覚《さと》ったつもりになっているが、中途半端で我執を去ることのできぬ禅僧の言動をいう。大乗仏教の天台宗はもともと、天台止観・律・禅を柱として出現したにもかかわらず、いつの間にか真言密教色が強まり、加持祈祷《きとう》に偏《かたよ》っていると考えた栄西は、中国に渡って臨済禅を修めてきた。

禅は西暦五二〇年頃、西域から中国にやってきた、面壁《めんぺき》九年といわれる達磨《ダルマ》の衣鉢を継ぐといわれる。臨済禅は北禅といわれ華北の地に出現した。これに対し華南に在《あ》った慧能《えのう》は、不立《ふりゅう》文字・以心・伝心・見性《けんしょう》成仏を目指し南禅という。

禅は道教・儒教・仏教の習合による中国製の仏教だといわれている。慧能から四代目の百丈懐海《えかい》の《一日作《な》さざれば、一日食らわず》という言葉は有名である。動乱の世が続けば、僧とて世俗の人の寄進に頼るだけでは食にも欠ける。農耕による自給自足の生活様式を導入せざるを得なくなった状況があった。禅宗はこれにより独特の雰囲気を醸《かも》し出すこととなった。

臨済禅では修行に際し、師から公案を与えられるが、慧能の系統をひく南禅は黙照禅といわれる。南禅である曹洞宗を日本にもたらしたのは道元であった。

落語に「蒟蒻問答」という面白い話がある。上州は安中《あんなか》の在《ざい》に住職不在の廃寺《はいじ》同然の古寺があった。世話役の蒟蒻屋の六兵衛にとっては気がかりなことだ。この人はもと江戸っ子で、やくざ渡世を渡り歩いたあげくの果てに、食いつめて安中の地に流れついた。侠客肌の地許《じもと》の顔役である。寺に坊主がいないと不都合だと、六兵衛宅に居候中の八五郎を、こともあろうに、暇つぶしにでもと送り込んだ。安請合《あすうけあ》いした八五郎とて遊び人の無頼の徒、弁正和尚と名乗らされ、にわか坊主に仕立てられても、いっこうに動じる気配もない。田舎育ちの寺男、権助相手に酒びたりの無節操ぶりであった。

貧乏寺とはいえ、山門の戒壇石に〈不許葷酒入山門《くんしゅさんもんにいるをゆるさず》〉と、禅家の象徴が彫られている。山門は三門とも書く。大道に入る門はなく、到るところ道なかば。禅とはこころの内なる仏性に眼を向け、絶対無の境地に到達することを要諦《ようてい》とする。

三門とは正しくは三解脱《げだつ》のことである。空・無相・無作という仏教の世界を手に入れるための三つの覚《さと》りの手段を示す。したがって、この門をくぐる者は、解脱への手がかりをつかむことを志すのであって、酒を飲んで門をくぐるなどもってのほかということである。

大道に入る門は無く

到るところ道なかば
無門の関を通過して
あとは天下の一人旅

「無門関」の最初に掲げられたこの漢詩は、編者である宋時代の禅僧・無門慧開《えかい》が序文の終わりにつけたものである。

ある日、曹洞宗の総本山、越前の永平寺の僧、托善と名乗る諸国行脚《あんぎゃ》の修行僧が訪れ、問答の手合せを申し込んできた。すわ一大事、挑まれては断るわけにはゆかぬ。負ければ如意棒で殴られたうえ、唐傘一本背負わされて寺を叩き出されるという宗派の戒律がある。

和尚不在と居留守をつかったが、会えるまでは毎日でも推参すると引き下がらぬ。観念した八五郎和尚、寺の本尊から備品までたたき売って、権助とドロンを決めこもうとしているところへ、六兵衛がとび込んできた。

「無茶なことをするな。貧窮するとはいえ、私的に勝手に売るとは何事だ……。心得はないが、その問答とやらはおれが受けてやる。やり損《そこ》なったら、権助！　熱湯でもぶっ掛けて追い返せ」

さすがは侠気と、胆《きも》っ玉の強い六兵衛旦那。

翌朝、訪ねてきた修行一筋の生《き》まじめな若い僧と、度胸と才覚に長《た》けた老練な俄か和尚との、奇妙奇天烈《きてれつ》な珍問答合戦となる。

いよいよ問答開始、托善が再三再四、大声で問いかけても六兵衛さん、泰然として語らずの構え。たまりかねた若い僧、《さすれば我もまた無言で問わん》と、両手両腕を駆使して手話もどきの攻撃に出る。依然として六兵衛はだんまり戦術。若い修行僧は卓越した高僧と誤認して、問うては平伏、一人合点して《禅家荒行《あらぎょう》のうち、無言の行……、とても及ぶところにあらず》と退散した。

喜んだのは八五郎と寺男の権助、《六兵衛旦那にあんな隠し芸があろうとは……》と頻《しき》りに感心する。ところが、六兵衛大禅師はカンカンに怒っている。

「あの野郎、本当の僧なんかじゃねえ、このあたりの乞食坊主だ。おれの商売を知ってて、手真似でコンニャクの売り物にケチをつけやァがった……」

「へえェ、どうして」

「手つきでてめえのとこのコンニャクは小せえだの、一〇丁でいくらだというから、指を五本押し出したら、しみったれ坊主め、三本指、三〇〇にまけろってきたから、嫌なこったァって、右の人差し指で右の眼の下を押してアカンベー」

この描写には仏教用語がぞくぞく出てきて、禅問答の漢語が心地よいリズム感で演じられる、大看板ならほとんどの人が演じた大ネタで、中堅クラスが挑戦して立身の糸口にするといわれる。

封建制度と主従関係

まだまだ他にも興味深い演《だ》し物がある。「百年目」もその一つである。近頃ではめっきり聞かれぬが、切羽詰った極限の状態を意味する《ここで会ったが百年目》とか、《見つけられたが百年目》とかいう。

さる大店《おおだな》の番頭さん、四五歳になるが独身の身、仕事一途《いちず》のまじめ人間、仕事はよくできるが、部下には厳しい。ある日のこと、部下にさんざん小言を言ったあと、得意先に行くと言って店を出た。

店先の角を曲ると幇間《たいこもち》が待っていて、《芸者衆がお待ちかね》だと言う。急いで路地を曲がって駄菓子屋の二階に消える。しばらくして立ち出でた番頭さん。とびきり贅沢な身なりは、遊び慣《な》れた大店の旦那が、花見見物へのお色直しといった趣向である。昔から、《自分で、あたしは野暮《やぼ》です、無粋《ぶすい》ですという人が、野暮や無粋だったためしはない》といわれる。

用意の屋形船は、向島への花見船、芸者数名に幇間付き、酒肴たっぷりのお大尽《だいじん》遊びの幕開きである。番頭さんは用心深い。律儀《りちぎ》が看板のわが身の裏面が、この花見時《どき》、誰に見られるか油断はできぬ。蒸し暑くとも障子はビッタリ。芸者衆に騒がせ、自分はチビリチビリと酒を飲む。

ところが、満開に咲き誇る桜と、ゴッタ返す陽気さについ誘われ、酒の勢いでタガがゆるんで土手に上る。忠臣蔵の一力《いちりき》茶屋の由良之助気取り、片肌脱いでの長襦袢、扇子で目隠ししてフラフラと芸者相手に鬼ごっこと相成った。扇をはずして相手の顔を見て吃驚《びっくり》仰天。

いちばん怖い店の主人、馴染《なじみ》の医者と連れ立っての花見散策の道すがらであった。へなへなとその場にへたり込み、咄嗟のことに《お、お久しゅうございます…》と妙な挨拶をする。主人は大番頭に恥をかかせまいと通行人を装《よそお》い、《だいぶご酩酊のご様子。皆さん、よおくお世話してあげて下さいよ》と立ち去った。

すっかり酔いも醒め、もう花見どころではない。一目散に店に戻って寝込んだものの、眠るどころの沙汰ではない。事ここに至っては、永年にわたる主従の信頼失墜を危ぶむのも当然で、煩悶《はんもん》と絶望の一夜となった。

翌朝、主人は大店の主《あるじ》にふさわしい度量の広さを見せてくれた。天竺《てんじく》（インド）の故事をひいて、栴檀《せんだん》木と南縁草の相互関係を語り聞かせ、真面目一途のつまらなさ、《沈香も焚《た》かず、屁もたれず》では毒にも薬にもならぬ。そのような人は有能ならずと訓戒した。

しかも、番頭のこれまでも忠実を通す律儀さを賞め、不正もなかったこと指摘して、自分の才覚で遊べる器量を評価。よき番頭を持った喜びを涙ながらに礼を言う。大番頭、旦那の温情と理解に言葉もない。主従、手を取り合わんばかり。

「ところで番頭さん、昨日、向島でお久しぶりと言ったが、あれは？」

と訊かれ、

「あんなざまを見られて、これが百年目だと思いました」

まことに優雅なサゲである。

この場合の番頭さんは店の金をごまかしたり、仕入先から賄賂《わいろ》を取って遊興費につかって気散じをしたわけではない。セッセと働いて貯《た》めた金で遊んだだけのことである。だからこそ、主従の間の信頼関係は揺るがなかった。

かつての封建社会の主従関係だと思って読めば、それまでのことだが現代にも通用するといえよう。人情噺《ばなし》として仕上ってみれば、現在の会社経営、人事管理、組織論としても注目に価するといえよう。精神分析の世界でも「間主観性」という言葉が、盛んに言われるようになった。人は相互主観的に理解してゆこうとするという関係性である。個としての人間も、いろいろな人が干渉し合うことで関係が成している以上、人と人との関係性のなかで変化してゆくということである。江戸初期の戯作者、近松門左衛門も、《虚実の世界》について論じている。

私も腰を痛めてから、いつの間にか四年の歳月が過ぎ去った。たまには展覧会に行き、寄席や映画館を覗いてみたいが、それもかなわぬ。それでも少しずつ回復し、杖にすがれば歩行もだいぶ楽になった。もう一度、元気になって自由に動き廻りたいものである。

東京の下町、浅草で生れる予定だった私は、関東大震災で慶応病院の産婦人科で産《う》ぶ声をあげた。小学校四年から五年ほど、神田で育ちながら、神田明神の祭の折には、祭の法被《はっぴ》を着るのが恥しく、元気のいい子供神輿《みこし》の行列を、電柱の蔭から眺めていた。下町の小学校から山の手の府立五中に進学して、西欧近代のリベラリズムに触れたが、過去の封建社会から脱け出さねばと思いながらも、それにも少なからず抵抗がある。

市場原理主義によるアメリカ的なグローバル化は眉唾《まゆつば》ものである。かといって、社会主義、共産主義にもなじめない。日本には昔から市場を大切にする伝統がある。自由市場は日本の伝統とも言えるであろう。織田信長も戦国時代に、楽市・楽座を設けて自由な取引を奨励した。

比刀魚《ひらめ》という魚がいる。稚魚のうちは顔の左右に眼がついているが、成魚になると砂の中に身をひそめ、眼は片方に寄って上しか見ない。会社に対しては忠実を装いながら、上司に対してのみ眼を向けている。部下に対しては横暴で、おのれの権力欲や金銭欲を充《み》たそうとしてパワーを駆使し、結局は会社を裏切る結果ともなる。そのような人間は比刀魚といわれる。落語の大店《おおだな》の主のように、経営者は見る眼を持たねばならぬ。

私の精神科医としての学位論文は、ノイローゼと精神病との境界を追究する「境界線症倒」であった。ある期間、精神病の症状を呈しやすい、古典的な精神病学では精神病質といわれた性格障害の研究であった。私のなかには未だに、東京の下町と山の手の境界を彷徨《うろ》ついている境界人種だという思いが漂っている。

一八──「清光館哀史」と「目黒のさんま」

天災は繰り返す

明治八年から昭和三七（一八七五～一九六二）年まで生きた民族学者の柳田国男は大正九（一九二〇）年、東北地方の東海岸の旅に出た。二ヶ月半にわたる旅は、仙台から石巻を経て三陸海岸を北上、このたびの東北・北関東の大震災、大津波の被災地とほぼ重なっている。後年、『雪国の春』に収められた《唐津浜の宿《しゅく》という部落では、家の数が四〇戸足らずのなか、ただの一戸だけが残って、他はことごとく津波で潰れた》ではじまっている。明治二九年（一八九六）の三陸大津波の記録である。家族を失い家をも流されながら生き残った人たちの苦しみも惨禍の印象も、二五年後にはすでに薄れていた。

チリ北部の鉱山の落盤事故により六九日間も地下約七〇〇メートルに閉じ込められた作業員三三人が、奇跡的な生還を果して、まだ一年を超えたばかりにすぎない。過酷な地下生活を耐え抜いて世界中の人びとを感動させたヒーローたちは賞賛の的《まと》となり、ディズニー・ワールドへの招待旅行などを愉しんだ。インタビューの謝礼やハリウッドでの映画化され多額の契約料が支払われるといわれたが、額はそれほどではないようである。昨年秋の時点では約一〇人を除いては、事実上は無職で安定した収入がないということである。

落盤事故に巻き込まれた悪運を持ち込まれたくないと言われた求職中の人もいたという。イライラして不安な気持ちに襲われ睡眠薬が手放せないという人も現れ、アルコール依存となってリハビリ施設に入院した人もおり、精神科で治療を受けている人もいるという。

極限状態を体験した事実は、生還者たちの心に重い暗い影を落している。だが、それも時の流れとともに、人びとの心からは薄れていってしまう。あんなことがあったっけという記憶にとどまるのが、この世の常というものである。人の心はうつろいやすい。

だが、被災して生命《いのち》を失った人たちにとっては、過去も、来たるべき将来をも突然断ち切られる惨禍である。柳田国男は死ぬまじくして亡くなった人びとの思いを書き残すことで、一灯を献じようとした。そうした思いを、《喪《も》の作業》を、月夜の浜辺に集まり女たちだけで行われた盆踊に出遭って、それを噺《はや》す哀切な歌の由来を尋ねた「清光館哀史」に見ることができるといわれる。

民族学を介して、柳田が生涯をかけて追究しようとしたのは、死者と生者の絆《きずな》を、どのように再び結ぶかの作業であった。《話をカタルにも、もとは多数の参加、知識の共用という意味があったのかと私は思う》と述べている。

第二の故郷《ふるさと》・仙台

仙台は私にとっても思い入れの強い土地である。父親はメーカーの販売員として仙台に赴任、私も二歳か三歳の頃から小学校の一年まで、約五年間、仙台ですごした。昭和七年頃の大不況で、東京の江東で町工場を経営していた自分の叔父に、得意先から集金してきた金を融通した父の部下が一時、蒸発して行方不明となった。そこが倒産したためである。父は責任をとって辞職し、独立すべく東京郊外の蒲田区の雑色《ぞうしき》の地に移り、新たな得意先の開拓に躍起となっていた。商売も軌道に乗りはじめ、下町の神田に移転している。私も小学校四年から神田で過ごすこととなった。

現在、昭和四九年から現在の目黒の地に住んでいる。目黒といえば、落語の「目黒のさんま」で有名である。旬《しゅん》の時には、大鳥神社近くを流れる目黒川の畔《ほとり》で《さんま祭》が催され、東北からいきのいい秋刀魚《さんま》が送られてきて、賑わいを見せている。

気紛《きまぐ》れに馬の遠乗りを思い立った大身《たいしん》の我儘な殿様が、十数人の供を従えて目黒まで突き走る。徒歩《かち》の供の者たちはたまったものではない。へとへとになった。松の切り株に腰を下ろしてひと息つく殿様、途端に腹がググット鳴った。日差しを見ればどうやら八ツ（午後二時頃）らしい。そこへ何やら食欲を唆《そそ》られるようないい匂いが、ブーンと鼻先をかすめる。近くの農家でサンマを焼いていた。下魚《げざかな》といわれたサンマなど食べたことはない。

「あれは何の匂いじゃ」

「おそれながら下々《しもじも》ではサンマと申し、一尺ほどの細く光る魚でございまして、農家の者は焼いて食します。いたって下魚にございます」

「しからば、それを求めてまいれ」

「殿、それはなりませぬ、御身分のある方の食すものではございませせぬ」

だが、腹ペコとあっては、

「何としても調達してまいれ！　もし、戦場にあって敗走などの折には、下々の者が食するものだと言っては餓死するばかり。サンマとやらを求めてまいれっ」

と言ってきかない。

仕方がないから、供の者は脂のピチピチ弾《はじ》けるような焼き立てを分けてもらってきて差し出した。空《す》き腹に焼きたてのサンマとくればグッとくる。

《美味い！》とたちまち五、六匹ペロリ。翌日から食事のたびに、サンマが頭から離れない。

ある日のこと、知り合いの大名の宴に招かれ、お好みのものをという申し出に、待ってましたとばかり、サンマ、サンマと言い立てたから料理方はびっくりする。《御大身がサンマなどとは……》と聞き間違えたのではないかと大騒動、たっての御所望とあってはと、魚河岸に急行。取り寄せて皮を削《は》ぎ、毛抜きで小骨を取っ払い、蒸して脂《あぶら》抜き、うら濾《ご》しにしてツクネ状にした団子汁の吸い物椀にして差し出した。《なにィッ、これッ》と吃驚して、

「このサンマはいずれから？」

「日本橋の魚河岸より仕入れました」

「ああ、それはいかん、サンマは目黒に限る」

とかく大名などといわれる身分になると、それに捉われる。慣例を破ることができず、下《しも》々《じも》の事情にも疎《うと》くなる。それこそ順応であり、適応とはいえない。

家臣に対しては、《敗走とあらば……》と、言っておきながら、言い出せぬようでは、いざ戦場に出向いたとなると臨機応変の対応はできぬ。「目黒のさんま」の殿様も了見が狭い。昵懇《じっこん》の大名に対してなら、われらもたまには下魚《げざかな》といわれるサンマを焼いて食《しょく》してみるのも野趣があって面白いと、もちかけるぐらいの気持ちがあってもいいはずである。

応仁の大乱の時、西軍の統帥、山名宗全は、何事につけても先例を引き合いに出す公卿《くげ》に向って、痛烈な皮肉の矢を放っている。《世の中の多くは、先例を踏んで行われることは承知しているが、例とはその時に行われたことが例となったにすぎない。世の中の流れが変っても、公卿衆はそれに固執するため、武家に辱《はずか》しめられるようになった》と、時代の推移に眼をふさいで、過去の事例にこだわる貴族社会の通弊を批判している。

かつての京都の街並《まちな》みとて、間口の広さによって課税されたため、間口を狭《せば》め奥ゆきを長くして、通路が通り抜けられる建築様式になったといわれる。京都の商人たちの暮らしの知恵であり、時代への適応であった。

現世の運命《さだめ》

このたびの大津波でやられた三陸の港町。小学校五年と三年の姉弟が、手書きの壁新聞を張り出して、さびれた商店街を復興させたいと健闘しているという記事が、新聞に載《の》っていた。被災地の大人たちはもとより、戦後、飽食の時代に成長した現在の大人たちも、子供たちの活動に、改めて勇気を与えられたのではなかろうか。

昨年秋、盲目のピアニスト辻井伸行のヴェネツェア行をテレビで見た。その土地の楽器による音楽を聴き、即座にそれを摂《と》り入れて即興の曲をつくる。演奏だけにとどまらず、作曲にまで触手を伸ばす、その前向きな貪欲《どんよく》な姿に感銘を受けた。

人の一生は、もって生れた遺伝的な気質。体質要因四五パーセントと、父母により与えられた環境による生育要因が四五パーセントで成立すると述べている人もいる。生育による環境要因とは、父母はその父母から、祖父母もまたその両親からの影響を受け継いできている。文化遺伝とでもいうべきである。残りの一〇パーセントは天命といわざるを得ないということになる。

確かに、いかに頑張っても不幸に終わる人は多い。このたびの大災害では多数の人が家屋の下敷きとなり、津波にさらわれて沖へと流され、生命《いのち》を失った。明治維新の時には多くの志士が暗殺された。だが、それを前向きに捉えるかどうかは、その人の受け取り方にも左右される。たとえ、志半ばにして仆れようと、やるべきことはやったという気持ちがあれば、一概に不幸とはいえぬであろう。

このたびの東北の大津波でも、市の女性職員がおのれが波にさらわれるまで、市民に高台への避難を呼びかけている。残された家族の思いは複雑であるが、それもこの世の運命と思うより仕方がない。

終章――時の流れとともに

日本人の拠り所

日本人は古来から祖霊を尊び、大宇宙の自然に祈りを捧げる古神道を受け継いできた。その教理の裏づけとして、無為自然に憧れ、桃源郷で悠々と飛翔する神仙の古道教を、また社会倫理として儒教を、超越的な空《くう》の思想の仏教をも受容してきた。平安時代の初めに、空海によりもたらされた真言密教を取り入れたのが、神仏習合の山嶽神道である。

平安末期から鎌倉時代初期にかけて、浄土真宗の親鸞の教えは、自力では覚《さと》りを開くことのかなわぬ煩悩《ぼんのう》具足の凡夫こそ、迷うことなく、ひたすら念仏に打ち込みなさい。阿弥陀仏には救う力が具わっているというのが、その確信であった。他力本願の易行門である。

その一方、曹洞禅の道元は、修業により自らの仏性を掘り起こすことが第一義であり、悲とは他人の苦を見て救済しようとする心であり、慈とは果を与える心であるとする自力聖道《しょうどう》門を唱えた。修行、鍛錬の在り方は異なっているが、窮極的には通底するところがあるといえよう。この世の無常を感ずればこそ、人びとは心の平安を求めざるを得ない。

死期を予知した空海は、弟子たちのすすめを斥《しりぞ》け、断食修行のうちに入滅した。密教には、正覚《しょうかく》を得た人は永遠に生命を保つという思想があり、弘法大師・空海その人が今もなおこの世に存在し、人びとの救済につとめているという入定《にゅうじょう》信仰も生きている。

虚空《こくう》尽き　衆生尽き
涅槃《ねはん》尽きなば　わが願いも尽きん

という空海の晩年の願文がそのもとになっているともいわれ、無限の空が存在し、覚りがあるかぎり、衆生済度の願いは続くという誓願である。

人間が生きること自体、相反するものの複合である。日本文化の多重構造の特異性と、人間の普遍的な共通性を念頭において、今後とも西欧の知性を取り込むとともに、欧米流の一極中心の志向を避け、複数の極の間の均衡を求めざるを得ないであろう。

悲《ひ》と魂《だま》で　行く気散じや　夏の原

これは西欧、特にフランス画壇に大きな影響を与えた葛飾北斎、行年九〇歳の辞世の句である。気散じやとして突き放す芸当は、到底真似のできることではない。
あとになって知ったことだが、江戸の下町本所生まれの北斎は、西欧の遠近法を取り入れ、浮世絵にも陰影が描かれている。数え年で七五歳の時に出版した『富嶽百景』の跋文《ばつぶん》で、九〇歳で絵の奥義を極《きわ》め、一〇〇歳になったら一点、一画、生きたようになって、神妙の域に達するのではないかと言っている。

浮世絵に始まり、漫画、肉筆画と年を経《ふ》るとともに変遷していったその筆力は、北斎の真骨頂である。八〇歳を超えて生きる人の稀だったこの時代に、百歳までも画技の向上する姿を想《おも》い描いている。北斎は九〇歳までひたすら描き続けて死んだ。辞世の句は、残念ながらちょっと冥土の散歩に行ってくるが、また戻ってきて精進するよ、と言っているようなものである。願わくば長寿をつかさどる神よ、私の言葉が偽《いつわ》りでないように見守って下さいと念《ねが》う北斎。飯島虚心の『葛飾北斎伝』によれば、《天、我《われ》をして五年の命を保たしめば真正の画工となるを得べし》と、まさに執念の絵師というほかはない。

老人と若者の共生・共創

少子高齢化がいわれて久しいが、私たち戦中派は旧制中学の三年頃までは栄養も足りていたが、四年生頃から食糧事情が逼迫してきた。私たちよりやや年少の人たちの何人が八〇歳を超えて生き延びられるのか、また、戦後の経済復興により飽食の時代に成長した人たちは果たしてどうかと考えると、長生きできるかどうかは不明である。

家族の在り方も時代とともに変化してきた。ひと頃は、夫婦と二人の子供、犬一匹にマイカーという様態が中流階級のモデルであった。その頃は国民の多くが中流意識を抱いていた。

しかし、日本のバブル崩壊以後、アメリカもまた、リーマンショックにより貧富の差が拡大した。ヨーロッパ連合も今や経済不安で揺らいでいる。日本でも若い人たちの意識にも変化が見られる。最近では二〇歳代女性の五割近くが専業主婦を望んでいるといわれているが、それでは家計もうまく廻らぬ状況にある。かつては、農村や漁村では主婦も労働の一翼を担《にな》い、都市の商家の妻もそれが当然の在り方であった。だが、現代、核家族化された都会の主婦となると、それが自然の形では成立しない。単身赴任による一時的な別居は現実であり、母子家庭や父子家庭も増加している。国際結婚も増えてきた。

老人の品格という言葉のニュアンスはわかるが、往古のような集落の道先案内という重要な役割は消失してしまった。煎《せん》じつめるとまさに茫洋《ぼうよう》としてわからぬというのが実感である。この世の変化の速度はめまぐるしい。老人の居場所は狭くなった。瞬時、宇宙の内奥を垣間《かいま》見るだけで、たちまち下界に降りて衆生《しゅじょう》を教化するのが、大乗仏教の目指すところである。

少子高齢化が旺《さか》んに言われる現在、老人と若者との共生・共創をいかに構築するかが、今後の大きな課題といえるであろう。

二〇一一年一〇月、タイに大洪水が発生、三分の一の県が冠水し、約三〇〇〇人が死去、首都バンコックの一部も浸水したという。被害総額二五〇〇〇億円にも及ぶと推定されている。日本企業の進出が特に多い、アユタヤの工業団地では建物の一階の天井まで水に漬《つか》ったという。部品供給網の拠点となっていたタイでの部品供給がストップすると、その影響は甚大である。日本は早速、テントなどの緊急援助物資を送ったが、私はもっと迅速に大々的な援助を実行すべきではないかと焦燥感をおぼえた。

二〇〇四年のインド洋大津波では自衛隊を派遣して、全面的に救援にあたった実績がある。だが、このたびは東日本大震災の復旧でそこまで手が廻らぬというのが、実状なのかもしれぬ。

テレビや新聞の記事によれば、タイ人の日本人への親密感がその源泉と報道されているが、江戸の寛永年間、タイで活躍した山田長政の活躍に触れていないのは何とも奇妙な気がする。長政の生年は詳《つまび》らかではないが、駿河の人であった。

寛永九年、アユタヤの日本人町の長《おさ》として、日本人を率《ひき》いてシャム王（現在のタイ）の信任を得て最高の官位にまで昇りつめた人であった。王の死後、王位をめぐる争いで、王族から追放されリゴール太守に左遷されたが毒殺され、アユタヤの日本人町も焼打ちされたといわれる。

その同じ一〇月、第二次南極探検隊のドラマをテレビで観た。敗戦国の日本も名乗りをあげたが、戦勝国側からその資格なしと排斥され、財政上、日本の大蔵省も賛同しなかった。だが、貧しい子供たちの夢を載《の》せた、僅か五円ずつの寄付が火種となって、民間からの募金も集まり、遂にはホンダとかソニーなどの民間大企業や、清水建設などの資材提供など支援の輪も拡がり、第一次南極探検隊の実績をアピールすることが認められ、ようやく探検隊の派遣が許可された。とはいえ、直接は接岸できぬ辺線の局地であった。だが、欧米列強に負けてはならじとの意地を貫き通し、樺太犬に犬ぞり部隊とともに越冬して、快挙を遂げた。敗戦で意気消沈していた当時の日本人に、前途の光明をもたらした意義は大きい。

一昨年、慶応大学出版会から、幕末と現代の「政治と文化」というテーマで執筆を依頼され、年末には素稿を書き終えた。ところが昨年、世界的規模での災害が起こり、日本では福島の原発事故も起こった。中近東の変革がさらに拡大するなど、ここから一〇年、世界の大変動が惹き起こされる時勢となり、後半を書き直さざる得なくなった。しんどい一年ではあったが、元来が楽天的なところのある私は、これもまた脳の刺激になったと自らを納得させている。

附――米寿を迎えて

昭和二〇年、敗戦を千葉の九十九里で迎え、亡父の生家のある北信州で静養してきて東京に戻ったのは九月の末であった。

上野の駅に降り立つと、東京の市街は一面の焼野原、焼け爛《ただ》れた電柱がところどころにぽつんと立つだけで、見るも無残な荒廃した焼け跡であった。私は茫然として、これからどうしたら生き延びられるかと思いあぐねた。家業の電機製品の販売拠点所は銀座の店も、自宅の隣の店も、洗足周辺にあった二つの部品工場も、すべて五月の東京大空襲で消失していた。郊外の親戚の家に辿りつくと、寄寓していた父は、気丈にも再建に躍起になっていた。

早稲田に復学してみたものの、敗戦後の混乱した世の流れに到底ついていけそうにない。明治生まれの厳格な父親と毎日顔を合わせて、馬鹿呼ばわりされながら仕事をするのも耐えられない。

予科からやり直して、慶応の医学部を何とか卒業したのは昭和二八年のことであった。旧制中学の三年頃から明治以降の日本の近代小説を読み始め、ロシアやフランスの小説に興味を抱いた私は、精神医学の講義にふれ精神科に進もうかと考え始めた。実務家の父親から、小説を書く文士などは、まともな人間のやることではないと言われていた。結局、精神療法的な病院を神奈川の登戸に開設することになった。

父が既に取得していた土地の上に、銀行から借りて一九床の診療所でスタートしたが、三年後に病院となった。それからでも五〇年近く経過している。理事長になった私は今も外来診療を続けている。

人はこの世に生きている以上、ストレスは避けられない。ことに世界的な経済不安に覆《おお》われている。就職難、失業による生活苦、老人の孤独死などが顕著である。少子高齢化の出現により都会では核家族となって、地域住民の相互扶助に乏しく、老人たちは生きる気力を失いがちである。その結果、自殺者も多い。

病気という字は「病《やまい》」の下に「気」が隠れているが、ストレスが溜まれば憂鬱な気分となり、胃腸障害が起こって胃潰瘍や過敏性大腸炎などが発症しやすい。また対人恐怖症、癌恐怖、脳溢血恐怖などは気病といわれる。気とは生命エネルギーであり、気力がなくなれば病は表面化する。

生・老・病・死、仏教ではこれを四苦といい、生けるものとしての人の宿命《さだめ》である。三年ほど前、私は腰椎圧迫骨折で入院したが、退院してからも腰椎打撲、大腿打撲を転んでひき起こした。だが、通院している人たちのことが気になって、車椅子での診療を開始した。

今、闘病されている読者の皆さんにも、ゆっくりと気を長く持ってあせらず、療養につとめてもらいたいと願っている。

あとがき

月日の流れは速いもので、大正・昭和・平成と生き永らえて、私もいつの間にやら、八八歳になった。一人っ子のせいで、子供の頃から負けん気が強く、甘ったれのくせに虚勢を張ることも多かった。そのくせ、体力の面でも自信はなく、大人になったら陋屋《ろうおく》で飢え死にするのではないかと不安を抱いていた。軍隊に召集されたが、内地で過ごして何とか切り抜けて復員してきた。

このたび、元就出版社の濵正史さんから、老人の死と品格というテーマで執筆するように奨められた。今まで何冊か書いてきたものと、ニュアンスの異なるものが書けるかどうか躊《ちゅう》躇《ちょ》したが、たまたま、精神分析学会の現役のリーダーの一人、藤山直樹君が落語に関心を持ち、学会のセミナーなどで、「精神分析と落語」について語るのに触発された。私も子供の頃から落語になじんでいたので、私なりに採《と》り入れてみようという気になった。

東大の落語研究会（おちけん）の発起人の一人、今は亡き臨床心理学者の空井健三さんとも、飲みながら落語の話に興じたこともあった。彼は私と同年の卒業、生きていれば現在八一歳になっていたはずである。親しかった人たちが次々と亡くなり、身辺とみに寂しくなってきた今日この頃である。
この書が読者の皆さんに少しでも参考になれば幸甚である。

【参考文献】

武田専『時を旅する（私の日本史探求）』二〇〇八年　慶応義塾大学出版会
橘左近『落語』二〇〇七年　実業之日本社
行山康『健康戦略』二〇一一年　富士通社友会
前田重治『芸に学ぶ心理面接法』一九九九年　誠信書房
武田専『神経のいたずら』一九七五年　ベストブック社
武田専・伊藤洸ほか『こころの精神医学（ニュータイプのノイローゼ）』一九八三年　東京美術
武田専『わんぱくらくだ君』一九八四年　講談社、一九九七年　光人社ＮＦ文庫
武田専『精神分析と仏教』一九九〇年　新潮選書
武田専『現代人のこころの病い』一九九三年　悠思社
武田専『じいちゃんの思春期』二〇〇一年　出版藝術社
武田専『分裂病という名の幻想』二〇〇三年　元就出版社
武田専『人はなぜ自殺するのか』二〇〇五年　元就出版社
武田専『定年と第二の人生』二〇〇八年　元就出版社

【著者プロフィール】

武田　専（たけだ・まこと）

1932年、東京生まれ。

早大政経学部中退後、1953年、慶応大学医学部卒。

精神科医局を経て、現在、武田病院名誉院長。

日本精神分析学会名誉会員、公益財団法人・精神分析武田こころの健康財団理事長、医学博士。

株式会社大崎代表取締役会長、株式会社大崎コンピュータエンヂニアリング取締役名誉会長。

専門書に『境界線症例』『病院精神療法』（共著）『躁鬱病・精神分析の立場から』『人間モーゼと一神教』（現代フロイト読本２）などがある。

老人の死と品格

2012年3月30日　第一刷発行

著　者　武田　専
発行者　濵　正史
発行所　株式会社元就《げんしゅう》出版社

〒171-0022 東京都豊島区南池袋4-20-9
サンロードビル2F-B
電話 03-3986-7736　FAX 03-3987-2580
振替　00120-3-31078

装　幀　クリエイティブ・コンセプト
印刷所　中央精版印刷株式会社

ISBN978-4-86106-209-4　C0095

定年と第二の人生

武田　専

団塊世代の生き方

いよいよ始まる団塊世代のセカンドステージを、どう愉しむか！　希望・落胆、達成・挫折など喜怒哀楽を充分に経験した戦後の第一世代には心豊かに送れる未来が待っている。

定価一八九〇円（税込）

人はなぜ自殺するのか

武田　専

生きる力が湧く『心の特効薬』
「心の病」を抱える多くの悩める人びとの話に耳を傾け、ともに明るい未来を切り開いてきた臨床精神科医の目からウロコの人間賛歌

定価一八九〇円（税込）

中高年の自殺と若者のひきこもり